经典中医启蒙诵读
周 羚 主编

汤头不忘歌

主 编 徐慧艳 周 羚
副主编 孙志文 王冠一 于 洋

中国科学技术出版社
·北 京·

图书在版编目（CIP）数据

汤头不忘歌 / 徐慧艳，周羚主编. —北京：中国科学技术出版社，2023.3
（经典中医启蒙诵读丛书 / 周羚主编）
ISBN 978-7-5046-9176-7

Ⅰ.①汤… Ⅱ.①徐…②周… Ⅲ.①方歌－汇编 Ⅳ.① R289.4

中国版本图书馆 CIP 数据核字（2021）第 180042 号

策划编辑	韩　翔
责任编辑	延　锦
文字编辑	秦萍萍
装帧设计	华图文轩
责任印制	徐　飞

出　　版	中国科学技术出版社
发　　行	中国科学技术出版社有限公司发行部
地　　址	北京市海淀区中关村南大街 16 号
邮　　编	100081
发行电话	010-62173865
传　　真	010-62179148
网　　址	http://www.cspbooks.com.cn

开　　本	880mm×1230mm　1/64
字　　数	101 千字
印　　张	3
版　　次	2023 年 3 月第 1 版
印　　次	2023 年 3 月第 1 次印刷
印　　刷	北京长宁印刷有限公司
书　　号	ISBN 978-7-5046-9176-7/R•2767
定　　价	29.80 元

（凡购买本社图书，如有缺页、倒页、脱页者，本社发行部负责调换）

内容提要

编者在《汤头歌诀》的基础上,又增辑了数十首文学水平较高、内容深入浅出、通俗易懂、读来朗朗上口、中医入门必须掌握的方剂歌诀,按补益、发表、攻里、涌吐、和解、消补、理气、理血、祛风、祛寒等方剂功效分门别类,汇集成册,并对其中难懂的中医病证及学术名词略加解释。读者执此一书,就能轻松了解方剂学全貌,熟读记诵,融会贯通,即可入方剂之门,并为进一步钻研深造打下牢固基础。学习背诵本歌诀,即为中医入门之捷径,非常适合初学中医及中医爱好者阅读。

前 言

中医要练童子功

古人学习中医没有统一教材,更多的是依靠一种自发形成的民间教学系统,中医学的启蒙核心是引导学生构建基础性的知识框架,以及进行经典医籍的精读、熟读。

张奇文教授等曾对97位名老中医的成长之路进行研究,在这些名老中医的读书记录中,出现了三百余种中医古籍。但多未必善,其中有41人明确提出应背诵《伤寒论》《金匮要略》《汤头歌诀》《内经》《药性赋》《濒湖脉学》《医宗金鉴》等书目。抓住重点,反复诵读乃至背诵,再博览群书,是学习中医学应注意的。

岳美中说:"对《金匮要略》《伤寒论》,如果能做到不假思索,张口就来,到临床应用时,就成了有源头的活水。不但能触机即发,左右逢源,还会熟能生巧,别有会心。"

姜春华说:"现在看来,趁年轻记忆好,读熟了后来大有用处,这也可说是学习中医最基本的基本功。"

方药中说:"我用小纸片把要背的东西写上一小段带在身上,反复默念,走到哪里念到哪里,一天能背熟几个小段。"

哈荔田说:"我背书时不用默诵法,而是在僻静处朗朗诵读,俾声出之于口,闻之于耳,会之于心,之后则在喧闹环境中默忆背过的内容,所谓'闹中取静'。如此,则不惟能熟记,且能会意。"

路志正说:"先是低吟,即自念自听,吟读数十遍或百遍之数,有若流水行云,出口成诵,形成自然记忆。低吟之后,要逐渐放慢速度,边读边体会文中含义,所谓'涵味吟诵',务求弄懂原文。"

故此,笔者将适宜诵读的古籍进行整理,按四诊、本草、汤头、针灸、运气、经方等进行分类,望诸位读者铭记老一辈名医的经验,坚持不懈。

目　录

补益之剂　共二十二首

四君子汤…………………………001

升阳益胃汤………………………002

黄芪鳖甲散………………………002

秦艽鳖甲散………………………003

秦艽扶羸汤………………………003

紫菀汤……………………………004

百合固金汤………………………004

补肺阿胶散………………………005

小建中汤…………………………005

益气聪明汤………………………006

独参汤……………………………007

龟鹿二仙胶………………………007

保元汤……………………………008

还少丹……………………………008

金匮肾气丸	009
右归饮	010
当归补血汤	010
七宝美髯丹	011
天王补心丹	011
虎潜丸	012
河车大造丸	013
斑龙丸	013

发表之剂 共十七首

麻黄汤	014
桂枝汤	014
大青龙汤	015
小青龙汤	015
葛根汤	016
升麻葛根汤	016
九味羌活汤	017
神术散	017
麻黄附子细辛汤	018
人参败毒散	019
再造散	019

贰

麻黄人参芍药汤……………………020

神白散……………………………020

十神汤……………………………021

银翘散……………………………021

桑菊饮……………………………022

华盖散……………………………022

攻里之剂　共十首

大承气汤…………………………023

小承气汤…………………………023

调胃承气汤………………………024

木香槟榔丸………………………024

枳实导滞丸………………………025

温脾汤……………………………025

蜜煎导法…………………………026

芍药汤……………………………026

香连丸……………………………027

更衣丸……………………………028

涌吐之剂　共二首

瓜蒂散……………………………029

叁

稀涎散……………………………………………………030

和解之剂 共十一首

小柴胡汤……………………………………………………031
四逆散………………………………………………………031
黄连汤………………………………………………………032
黄芩汤………………………………………………………032
逍遥散………………………………………………………033
藿香正气散…………………………………………………033
六和汤………………………………………………………034
痛泻要方……………………………………………………034
奔豚汤………………………………………………………035
达原饮………………………………………………………035
蒿芩清胆汤…………………………………………………036

表里之剂 共八首

大柴胡汤……………………………………………………037
防风通圣散…………………………………………………038
五积散………………………………………………………038
三黄石膏汤…………………………………………………039
葛根黄芩黄连汤……………………………………………039

参苏饮	040
茵陈丸	040
大羌活汤	041

消补之剂 共七首

平胃散	042
保和丸	043
健脾丸	043
参苓白术散	044
枳实消痞丸	045
鳖甲饮子	045
葛花解酲汤	046

理气之剂 共十三首

补中益气汤	047
乌药顺气汤	048
越鞠丸	048
苏子降气汤	049
四七汤	049
四磨汤	050
旋覆代赭汤	051

正气天香散	051
橘皮竹茹汤	052
丁香柿蒂汤	052
定喘汤	053
瓜蒌薤白白酒汤	053
丹参饮	054

理血之剂 共十七首

四物汤	055
人参养荣汤	056
归脾汤	056
养心汤	057
当归四逆汤	058
桃仁承气汤	058
犀角地黄汤	059
咳血方	059
槐花散	060
小蓟饮子	060
四生丸	061
复元活血汤	061
黄土汤	062

陆

黑地黄丸	063
血府逐瘀汤	063
少腹逐瘀汤	064
补阳还五汤	064

祛风之剂 共十六首

小续命汤	065
大秦艽汤	065
三生饮	066
地黄饮子	067
独活汤	067
顺风匀气散	068
上中下通用痛风方	068
独活寄生汤	069
消风散	070
川芎茶调散	070
清空膏	071
人参荆芥散	072
资寿解语汤	072
小活络丹	073
羚羊钩藤汤	073

镇肝熄风汤……074

祛寒之剂 共十二首

理中汤……075

真武汤……075

四逆汤……076

白通加猪胆汁汤……077

吴茱萸汤……077

益元汤……078

回阳救急汤……078

四神丸……079

厚朴温中汤……079

导气汤……080

疝气汤……080

橘核丸……081

祛暑之剂 共五首

三物香薷饮……082

清暑益气汤……083

缩脾饮……083

生脉散……084

| 六一散 | 085 |

利湿之剂 共十八首

五苓散	086
小半夏加茯苓汤	087
肾着汤	087
舟车丸	088
疏凿饮子	089
实脾饮	089
五皮饮	090
羌活胜湿汤	091
大橘皮汤	091
茵陈蒿汤	092
八正散	093
萆薢分清饮	093
当归拈痛汤	094
五淋散	095
三仁汤	095
甘露消毒丹	096
鸡鸣散	096
二妙丸	097

润燥之剂 共十九首

炙甘草汤……098

滋燥养营汤……099

活血润燥生津饮……099

韭汁牛乳饮……100

润肠丸……100

通幽汤……101

搜风顺气丸……101

消渴方……102

白茯苓丸……103

猪肾荠苨汤……103

地黄饮子……104

酥蜜膏酒……104

消燥汤……105

沙参麦冬饮……106

消燥救肺汤……106

琼玉膏……107

黄连阿胶鸡子黄汤……107

滋肾通关丸……108

增液汤……109

泻火之剂 共三十四首

方名	页码
黄连解毒汤	110
附子泻心汤	111
半夏泻心汤	111
白虎汤	112
竹叶石膏汤	112
升阳散火汤	113
凉膈散	113
清心莲子饮	114
清胃散	114
泻黄散	115
钱乙泻黄散	115
泻白散	116
泻青丸	116
龙胆泻肝汤	117
当归龙荟丸	117
左金丸	118
导赤散	119
清骨散	119
普济消毒饮	120
清震汤	120

拾壹

桔梗汤	121
清咽太平丸	121
消斑青黛饮	122
辛夷散	122
苍耳散	123
妙香散	123
絮雪丹	124
至宝丹	125
万氏牛黄丸	125
玉女煎	126
清瘟败毒饮	126
化斑汤	127
神犀丹	127
青蒿鳖甲汤	128

除痰之剂 共十九首

二陈汤	129
涤痰汤	130
青州白丸子	130
清气化痰丸	131
顺气消食化痰丸	131

拾贰

礞石滚痰丸	132
金沸草散	132
半夏天麻白术汤	133
常山饮	133
截疟七宝饮	134
三子养亲汤	134
指迷茯苓丸	135
紫金锭	135
小陷胸汤	136
十枣汤	136
千金苇茎汤	137
苓桂术甘汤	137
金水六君煎	138
止嗽散	138

收涩之剂 共十三首

金锁固精丸	139
茯菟丹	139
治浊固本丸	140
诃子散	141
桑螵蛸散	141

拾叁

真人养脏汤	142
当归六黄汤	142
柏子仁丸	143
牡蛎散	143
桃花汤	144
威喜丸	144
济生乌梅丸	145
封髓丹	145

杀虫之剂 共三首

乌梅丸	146
化虫丸	146
集效丸	147

痈疡之剂 共十一首

真人活命饮	148
金银花酒	148
托里十补散	149
托里温中汤	149
托里定痛汤	150
散肿溃坚汤	150

拾肆

醒消丸	151
小金丹	151
梅花点舌丹	152
保安万灵丹	152
阳和汤	153

经产之剂 共二十五首

妊娠六合汤	154
胶艾汤	156
当归散	156
黑神散	157
清魂散	157
羚羊角散	158
当归生姜羊肉汤	158
达生散	159
参术饮	159
牡丹皮散	160
固经丸	160
柏子仁丸	161
交加散	161
天仙藤散	162

白术散	162
竹叶汤	163
紫菀汤	163
失笑散	164
如圣散	164
生化汤	165
保产无忧方	165
泰山磐石饮	166
抵当丸	166
安胎饮子	167
固冲汤	167

便用杂方 共五首

望梅丸	168
骨灰固齿散	168
软脚散	169
抱龙丸	169
八珍糕	170

拾陆

补益之剂 共二十二首

四君子[1]汤 助阳补气

《太平惠民和剂局方》

四君子汤中和义,参术茯苓甘草比。
益以夏陈名六君,祛痰补气阳虚饵[2]。
除却半夏名异功,或加香砂胃寒使。

[组成] 人参(10g)、白术(9g)、茯苓(9g)、炙甘草(6g)各等分。

[用法] 水煎服。

[附方] 六君子汤,四君子汤加陈皮、半夏各一钱;异功散,四君子汤加陈皮等分,和生姜、大枣同煎;香砂六君子汤,六君子汤加木香、砂仁。

---

[1] 四君子:本方参、术、苓、草皆为补气之品,其性平和,似君子具冲和之德,故名为四君子。
[2] 饵(ěr):即服用。

升阳益胃汤 升阳益胃

李东垣《脾胃论》

升阳益胃参术芪，黄连半夏草陈皮。
苓泻防风羌独活，柴胡白芍姜枣随。

[组成] 黄芪二两（20g），人参、半夏、炙甘草各一两（各10g），羌活、独活、防风、白芍各五钱（各6g），陈皮四钱（4g），白术、茯苓、泽泻、柴胡各三钱（各3g），黄连二钱（1.5g）。

[用法] 上药为粗末，加姜、枣，水煎服。

黄芪鳖甲散 劳热[1]

《卫生宝鉴》

黄芪鳖甲地骨皮，芁菀参苓柴半知。
地黄芍药天冬桂，甘桔桑皮劳热宜。

[组成] 黄芪、鳖甲、天冬各五钱（各15g），地骨皮、秦艽、茯苓、柴胡各三钱（各9g），紫菀、半夏、知母、生地、白芍、桑皮、炙甘草各三钱半（各10.5g），人参、

---

[1] 劳热：指虚劳发热。

桔梗、肉桂各一钱半（各4.5g）。

[用法] 加生姜煎服。

秦艽鳖甲散 风劳[1]

《卫生宝鉴》

秦艽鳖甲治风劳，地骨柴胡及青蒿。
当归知母乌梅合，止嗽除蒸敛汗高。

[组成] 鳖甲、地骨皮、柴胡各一两（各10g），秦艽、当归、知母各半两（各6g）。

[用法] 上药为粗末，加青蒿5叶，乌梅5个同煎，临卧空心各一服。

秦艽扶羸[2]汤 肺劳[3]

《杨氏家藏方》

秦艽扶羸鳖甲柴，地骨当归紫菀偕。
半夏人参炙甘草，肺劳蒸嗽服之谐。

---

[1] 风劳：受风邪治不及时，内传化热，消耗气血，日久成劳。
[2] 羸（léi）：瘦弱。
[3] 肺劳：虚劳的一种，肺脏虚损所致。

[组成] 柴胡二钱（6g），秦艽、人参、当归、炙鳖甲、地骨皮各一钱半（各4.5g），紫菀、半夏、炙甘草各一钱（各3g）。

[用法] 加生姜3片，大枣1枚，水煎服。

紫菀汤 劳热久嗽

《医方集解》录王海藏方

紫菀汤中知贝母，参茯五味阿胶偶。
再加甘桔治肺伤，咳血吐痰劳热久。

[组成] 紫菀、阿胶、知母、贝母各二钱（各6g），桔梗、人参、茯苓、甘草各五分（各1.5g），五味子十二粒（1.5g）。

[用法] 水煎温服。

百合固金汤 肺伤咳血

《医方集解》录赵蕺庵方

百合固金二地黄，玄参贝母桔甘藏。
麦冬芍药当归配，喘咳痰血肺家伤。

[组成] 生地黄二钱（6g），熟地黄三钱（9g），麦冬钱半（5g），百合、芍药、当归、贝母、生甘草各一钱（各3g），玄参、桔梗各八分（各2g）。

[用法] 水煎服。

补肺阿胶散 止嗽生津

《小儿药证直诀》

补肺阿胶马兜铃，鼠粘甘草杏糯停。
肺虚火盛人当服，顺气生津嗽哽[1]宁。

[组成] 阿胶一两半（9g），黍粘子（牛蒡子）二钱五分（3g），甘草二钱五分（3g），马兜铃五钱（6g），杏仁七个（6g），糯米一两（6g）。

[用法] 水煎，食后温服。

小建中汤 温中散寒

《伤寒论》

小建中汤芍药多，桂姜甘草大枣和。

---

[1] 哽（gěng）：有物堵塞喉咙不能下咽。

更加饴糖补中脏,虚劳腹冷服之瘥❶。
增入黄芪名亦尔,表虚身痛效无过。
又有建中十四味,阴斑劳损起沉疴。
十全大补加附子,麦夏苁蓉仔细哦❷。

[组成] 芍药六两(18g),桂枝三两(9g),炙甘草二两(6g),生姜三两(9g),大枣十二枚(4枚),饴糖一升(30g)。

[用法] 水煎服。

[附方] 黄芪建中汤,小建中汤加黄芪;十四味建中汤,由人参、白术、茯苓、炙甘草、熟地黄、白芍、当归、川芎、炙黄芪、肉桂、附子、半夏、麦冬、苁蓉14味组成。

益气聪明汤 聪耳明目

《东垣试效方》

益气聪明汤蔓荆,升葛参芪黄柏并。
再加芍药炙甘草,耳聋目障服之清。

[组成] 黄芪、人参各五钱(各15g),葛根、蔓荆子

---

❶ 瘥(chài):病愈。
❷ 哦(é):吟咏。

各三钱（各9g），白芍、黄柏各二钱（各6g），升麻一钱半（4.5g），炙甘草一钱（3g）。

[用法] 水煎服。

独参汤 专补元气

《伤寒大全》

独参功擅得嘉名，血脱脉微可返生。

一味人参浓取汁，应知专任力方宏。

[组成] 人参。

[用法] 浓煎取汁。

龟鹿二仙胶 大补精髓

《证治准绳》

龟鹿二仙最守真，补人三宝气精神。

人参枸杞和龟鹿，益寿延年实可珍。

[组成] 鹿角十斤（5kg），龟甲（2.5kg），枸杞子三十两（1.5kg），人参十五两（500g）。

[用法] 制膏，每晨取3g，清酒调化，淡盐温水送服。

保元汤 温补气虚

《博爱心鉴》

保元补益总偏温,桂草参芪四味存。
男妇虚劳幼科痘,持纲三气[1]妙难言。

[组成] 黄芪三钱(9g),人参一钱(3g),炙甘草一钱(3g),肉桂5分(1.5g),(原书无用量,今据《景岳全书》补)。

[用法] 加生姜1片,水煎服。

还少丹 温肾补脾

《杨氏家藏方》

还少温调脾肾寒,茱淮苓地杜牛餐。
苁蓉楮实茴香枸,远志菖蒲味枣丸。

[组成] 熟地黄二两(12g),山药、牛膝、枸杞子各一两半(各9g),山茱萸、茯苓、杜仲、远志、五味子、楮实、小茴香、巴戟天、肉苁蓉各一两(各6g),石菖蒲五钱(3g),红枣一百枚(5枚)。

---

[1] 三气:肺气、胃气、肾气。

[用法] 炼蜜为丸如梧桐子大，淡盐汤送下。

金匮肾气丸 治肾祖方

《金匮要略》

金匮肾气治肾虚，熟地淮药及山茱。
丹皮苓泽加附桂，引火归原热下趋。
济生加入车牛膝，二便通调肿胀除。
钱氏六味去附桂，专治阴虚大有余。
六味再加五味麦，八仙都气治相殊。
更有知柏与杞菊，归芍参麦各分途。

[组成] 干地黄八两（24g），薯蓣（即山药）、山茱萸各四两（各12g），泽泻、茯苓、牡丹皮各三两（各9g），桂枝、附子各一两（各3g）。

[用法] 上为细末，炼蜜和丸服。

[附方] 济生肾气丸，即本方加车前子、牛膝而成；六味地黄丸，即本方减桂、附；麦味地黄丸（原名八仙长寿丸），即六味地黄丸加五味子、麦冬而成；知柏地黄丸，即六味地黄丸加知母、黄柏而成；杞菊地黄丸，即六味地黄丸加枸杞子、菊花而成；归芍地黄丸，即六味地黄丸加当归、白芍而成；参麦地黄丸，即六味地黄丸加人参、麦

冬而成。

右归饮 温补肾命

《景岳全书》

右归饮治命门衰,附桂山萸杜仲施。
地草淮山枸杞子,便溏阳痿服之宜。
左归饮主真阴弱,附桂当归易龟麦。

[组成] 熟地二三钱(9~30g),炒山药二钱(9g),枸杞子二钱(9g),山茱萸一钱(6g),炙甘草一二钱(3g),肉桂一二钱(3~6g),杜仲二钱(9g),制附子一至三钱(6~9g)。

[用法] 水煎服。

[附方] 左归饮,由右归饮减附子、肉桂、杜仲,加茯苓而成。

当归补血汤 血虚身热

《内外伤辨惑论》

当归补血有奇功,归少芪多力最雄。
更有芪防同白术,别名止汗玉屏风。

[组成] 黄芪一两（30g），当归二钱。

[用法] 水煎服。

[附方] 玉屏风散，黄芪六两（12g），白术、防风各二两（各4g）。

七宝美髯丹 补益肝肾

《医方集解》

七宝美髯[1]何首乌，菟丝牛膝茯苓俱。

骨脂枸杞当归合，专益肾肝精血虚。

[组成] 何首乌大者赤白各一斤（各18g），菟丝子、牛膝、当归、枸杞子、茯苓各半斤（各9g），补骨脂四两（6g）。

[用法] 上药碾细，炼蜜丸，淡盐温水送服。

天王补心丹 宁心益智

《道藏》

天王补心柏枣仁，二冬生地与归身。

---

[1] 髯（rán）：胡须。

三参桔梗朱砂味，远志茯苓共养神。
或以菖蒲更五味，劳心思虑过耗真。

[组成] 生地四两（12g），柏子仁、炒枣仁、天冬、麦冬、当归、五味子各一两（各9g），人参、玄参、丹参、桔梗、远志、茯苓各五钱（各5g）。

[用法] 共为细末，炼蜜为小丸，朱砂为衣，温开水送下。亦可水煎服。一方无五味子，有石菖蒲四钱（4g）。

虎潜丸 脚痿

《丹溪心法》

虎潜脚痿是神方，虎胫膝陈地锁阳。
龟板姜归知芍柏，再加羊肉捣丸尝。

[组成] 熟地黄三两（90g），龟甲四两（120g），知母、黄柏各三两（各90g），虎胫一两（30g），牛膝、陈皮、白芍各二两（各60g），锁阳、当归各一两半（各45g），干姜一两（30g）（春夏秋不用）。

[用法] 共研细末，用羯羊肉（被阉公羊）煮烂，捣和为丸，如梧桐子大，淡盐汤送下。

河车大造丸 大补真元

《诸证辨疑》

河车大造膝苁蓉，二地天冬杜柏从。
五味锁阳归杞子，真元虚弱此方宗。

[组成] 紫河车一具、牛膝、淡苁蓉、天冬、黄柏、五味子、锁阳、当归各七钱（各21g），熟地黄二两（60g），生地黄、枸杞子各一两五钱（各45g），杜仲一两（30g）。

[用法] 共研细末，做丸如梧桐子大，温水送下。

斑龙丸 补益元阳

《医统》

斑龙[1]丸用鹿胶霜，苓柏菟脂熟地黄。
等份为丸酒化服，玉龙关下补元阳。

[组成] 鹿角胶、鹿角霜、茯苓、柏子仁、菟丝子、补骨脂、熟地黄各等份。

[用法] 上药研末，用酒将鹿角胶溶化，和药作丸，如梧桐子大，温酒送下。

---

[1] 斑龙：鹿又名斑龙。

发表之剂 共十七首

麻黄汤 寒伤营无汗

《伤寒论》

麻黄汤中用桂枝,杏仁甘草四般施。
发热恶寒头项痛,伤寒服此汗淋漓。

[组成] 麻黄三两 (9g),桂枝二两 (6g),杏仁七十个 (6g),甘草一两 (3g)。
[用法] 水煎服。

桂枝汤 风伤卫有汗

《伤寒论》

桂枝汤治太阳风,芍药甘草姜枣同。
桂麻相合名各半,太阳如疟此方功。

[组成] 桂枝三两 (9g),芍药三两 (9g),炙甘草

二两（6g），生姜三两（9g），大枣十二枚（3枚）。

[用法] 水煎服。覆被，饮热稀粥以助药力，使其微微汗出。

[附方] 桂枝麻黄各半汤，本方与麻黄汤合方，用量酌减。

大青龙汤 风寒两解

《伤寒论》

大青龙汤桂麻黄，杏草石膏姜枣藏。
太阳无汗兼烦躁，风寒两解此方良。

[组成] 麻黄六两（12g），桂枝（6g），炙甘草二两（6g），杏仁四十粒（6g），石膏如鸡子大（18g），生姜三两（9g），大枣十二枚（4枚）。

[用法] 水煎服。取微似汗，汗出多者，温粉扑之。

小青龙汤 太阳行水发汗

《伤寒论》

小青龙汤治水气，喘咳呕哕[1]渴利慰。

---

[1] 哕（yuě）：呕吐时嘴里发出的声音。

姜桂麻黄芍药甘，细辛半夏兼五味。

[组成] 麻黄、芍药、细辛、干姜、炙甘草、桂枝各三两（各9g），半夏半升（9g），五味子半升（6g）。

[用法] 水煎服。

葛根汤 太阳无汗恶风

《伤寒论》

葛根汤内麻黄襄，二味加入桂枝汤。
轻可去实因无汗，有汗加葛无麻黄。

[组成] 葛根四两（12g），麻黄三两（9g），桂枝二两（6g），生姜三两（9g），炙甘草、芍药各二两（各6g），大枣十二枚（3枚）。

[用法] 水煎服。

升麻葛根汤 阳明升散

《小儿药证直诀》

升麻葛根汤钱氏，再加芍药甘草是。
阳明发热与头疼，无汗恶寒均堪倚。

亦治时疫与阳斑[1]，豆疹已出慎勿使。

[组成] 升麻、干葛、芍药、甘草各一两（各3g）。
[用法] 水煎服。

九味羌活汤 解表通利

《此事难知》

九味羌活用防风，细辛苍芷与川芎。
黄芩生地同甘草，三阳解表益姜葱。
阴虚气弱人禁用，加减临时再变通。

[组成] 羌活、防风、苍术各一钱半（各5g），细辛五分（1.5g），川芎、白芷、生地黄、黄芩、甘草各一钱（各3g）。
[用法] 水煎服。

神术散 散风寒湿

《太平惠民和剂局方》

神术散用甘草苍，细辛藁本芎芷羌。
各走一经祛风湿，风寒泄泻总堪尝。

---

[1] 阳斑：即阳证发斑，症见头面胸背四肢出现红色斑点，高出皮肤，轻者各自分清，重者连成一片。

太无[1]神术即平胃,加入菖蒲与藿香。
海藏[2]神术苍防草,太阳无汗代麻黄。
若以白术易苍术,太阳有汗此方良。

[组成]苍术二两(6g),川芎、白芷、羌活、藁本、细辛、炙甘草各一两(各3g)。

[用法]加生姜3片,水煎服。

[附方]太无神术散,平胃散(苍术、厚朴、陈皮、炙甘草)再加菖蒲、藿香;海藏神术散,苍术、防风、炙甘草、葱白、生姜同煎服;白术汤,海藏神术散中白术换苍术,不用葱白。

麻黄附子细辛汤 少阴表证

《伤寒论》

麻黄附子细辛汤,发表温经两法彰。
若非表里相兼治,少阴反热曷[3]能康。

[组成]麻黄二两(6g),附子一枚(9g),细辛二两(3g)。
[用法]水煎服。

---

[1] 太无:即罗太无,名知悌,字子敬,世称太无先生。
[2] 海藏:即王海藏,名好古,字进之,号海藏先生。
[3] 曷(hé):何时。

人参败毒散 暑湿热时行

《类证活人书》

人参败毒茯苓草，枳桔柴前羌独芎。
薄荷少许姜三片，四时感冒有奇功。
去参名为败毒散，加入消风治亦同。

[组成] 人参、羌活、独活、柴胡、前胡、川芎、枳壳、桔梗、茯苓各一两（各9g），甘草五钱（5g）。

[用法] 上药为末，入生姜、薄荷煎服。

[附方] 败毒散，上方减去人参；消风败毒散，人参败毒散与消风散同用，名为消风败毒散。

再造散 阳虚不能作汗

《伤寒六书》

再造散用参芪甘，桂附羌防芎芍参。
细辛加枣煨姜煎，阳虚无汗法当谙❶。

[组成] 黄芪二钱（6g），人参、桂枝、芍药、熟附、细辛、羌活、防风、川芎、煨生姜各一钱（各3g），甘草五分（1.5g）。

---

❶ 谙（ān）：熟悉。

[用法] 水煎服。

麻黄人参芍药汤 内虚感寒

《脾胃论》

麻黄人参芍药汤,桂枝五味麦冬襄。
归芪甘草汗兼补,虚人外感服之康。

[组成] 人参、麦冬各三分(各1g),桂枝五分(2g),黄芪、当归身、麻黄、炙甘草、白芍各一钱(各3g),五味子五粒(1g)。

[用法] 水煎服。

神白散 一切风寒

《卫生家宝方》

神白散用白芷甘,姜葱淡豉与相参。
一切风寒皆可服,妇人鸡犬忌窥探。
肘后单煎葱白豉,用代麻黄功不斩。

[组成] 白芷一两(9g),甘草五钱(3g),淡豆豉五十粒(6g),生姜三片(3g),葱白三寸(6g)。

[用法] 水煎服。

[附方] 葱豉汤，葱白一握（6g），淡豆豉一升（6g）。

十神汤 时行感冒

《太平惠民和剂局方》

十神汤里葛升麻，陈草芎苏白芷加。
麻黄赤芍兼香附，时邪感冒效堪夸。

[组成] 葛根十四两（12g），升麻、陈皮、炙甘草、川芎、紫苏叶、白芷、麻黄、赤芍药、香附各四两（各6g）。

[用法] 加生姜5片，连须葱白3茎，水煎服。

银翘散 温邪初起

《温病条辨》

银翘散主上焦医，竹叶荆牛薄荷豉。
甘桔芦根凉解法，风温初感此方宜。
咳加杏仁渴花粉，热甚栀芩次第施。

[组成] 银花、连翘各一两（各15g），苦桔梗、牛蒡子、薄荷各六钱（各6g），荆芥穗四钱（4g），淡豆豉、甘草各五钱（各5g）。

[用法] 鲜芦根煎汤，水煎服。

桑菊饮 风温咳嗽

《温病条辨》

桑菊饮中桔梗翘,杏仁甘草薄荷饶。
芦根为引轻清剂,热盛阳明入母膏。

[组成] 桑叶二钱半(8g),菊花一钱(3g),杏仁二钱(6g),连翘一钱五分(5g),薄荷八分(2.5g),桔梗二钱(6g),生甘草八分(2.5g),苇根二钱(6g)。

[用法] 水煎服。

华盖散 风寒致哮

《太平惠民和剂局方》

华盖麻黄杏橘红,桑皮苓草紫苏供。
三拗只用麻甘杏,表散风寒力最雄。

[组成] 麻黄、桑白皮、紫苏子、杏仁、赤茯苓、陈皮各一两(3g),炙甘草半两(1.5g)。

[用法] 水煎服。

[附方] 三拗汤,麻黄不去节,杏仁不去皮尖,甘草不炙,各等分。

攻里之剂 共十首

大承气汤 胃腑三焦大热大实

《伤寒论》

大承气汤用芒硝,枳实厚朴大黄饶。
救阴泻热功偏擅,急下阳明有数条。

[组成] 大黄四两（12g）,厚朴八两（24g）,枳实五枚（12g）,芒硝三合（6g）。
[用法] 水煎服。若便通则停服。

小承气汤 胃腑实满

《伤寒论》

小承气汤朴实黄,谵狂痞硬上焦强。
益以羌活名三化,中风闭实可消详。

[组成] 大黄四两（12g）,厚朴二两（6g）,枳实三

枚（9g）。

[用法] 水煎服。若便通则停服。

[附方] 三化汤，本方加羌活组成。

调胃承气汤 胃实缓攻

《伤寒论》

调胃承气硝黄草，甘缓微和将胃保。
不用朴实伤上焦，中焦燥实服之好。

[组成] 大黄四两（12g），芒硝半升（10g），炙甘草二两（6g）。

[用法] 水煎顿服。

木香槟榔丸 一切实积

《儒门事亲》

木香槟榔青陈皮，枳柏莪连棱术随。
大黄黑丑兼香附，芒硝水丸量服之。
一切实积能推荡，泻痢食疟用咸宜。

[组成] 木香、槟榔、青皮、陈皮、广茂（莪术）、黄连各一两（各3g），黄柏、大黄各三两（各6g），香附子、

牵牛各四两（各10g）。

[用法] 上为细末，水丸，如小豆大，食后生姜汤下。

枳实导滞丸 湿热积滞

《内外伤辨惑论》

枳实导滞首大黄，芩连曲术茯苓襄。
泽泻蒸饼糊丸服，湿热积滞力能攘[1]。
若还后重兼气滞，木香导滞加槟榔。

[组成] 大黄一两（9g），枳实、神曲各五钱（各9g），茯苓、黄芩、黄连、白术各三钱（各6g），泽泻二钱（6g）。

[用法] 研为细末，用蒸饼泡成糊，和药末做成梧桐子大药丸，温水送下。

[附方] 木香导滞丸，枳实导滞丸加木香、槟榔而成。

温脾汤 温药攻下

《备急千金要方》

温脾附子与干姜，甘草当归硝大黄。
寒热并行治寒积，脐腹绞结痛非常。

---

[1] 攘（rǎng）：排除。

[组成] 大黄五两（15g），当归、干姜各三两（各9g），附子、人参、芒硝、甘草各二两（各6g）。

[用法] 水煎服。

蜜煎导法 胃腑实满

《伤寒论》

蜜煎导法通大便，或将猪胆灌肛中。
不欲苦寒伤胃腑，阳明无热勿轻攻。

[组成] 食蜜七合（140g）。

[用法] 将蜂蜜放在铜器内，用微火煎，时时搅和，不能发焦，等煎至可用手捻作时取下，稍候，乘热做成手指粗，两头尖，长二寸左右的锭状物。用时塞入肛门。

[附方] 猪胆汁导法，猪胆一枚，和醋少许，灌入肛中。

芍药汤 痢下赤白

《素问病机气宜保命集》

芍药芩连与锦纹[1]，桂甘槟木及归身。

---

[1] 锦纹：大黄别名。

别名导气除甘桂,枳壳加之效若神。

[组成]芍药一两(5g),当归、黄连、黄芩各半两(各9g),大黄三钱(6g),木香、槟榔、甘草各二钱(各5g),官桂一钱半(3g)。

[用法]水煎服。

[附方]导气汤,本方去甘草、肉桂,加入枳壳而成。

香连丸 赤白痢[1]

《兵部手集方》

香连治痢习为常,初起宜通勿遽[2]尝。
别有白头翁可恃,秦皮连柏苦寒方。

[组成]黄连(用吴茱萸同炒令赤,去吴茱萸不用)二十两(600g),木香四两八钱八分(145g)。

[用法]共为细末,醋糊为丸服;或按比例水煎服。

[附方]白头翁汤,白头翁、黄柏、黄连、秦皮。

---

[1] 赤白痢:大便中带有脓血的痢疾。
[2] 遽(jù):急,仓促。

更衣丸 津枯便秘

《太平惠民和剂局方》

更衣利便治津干,芦荟朱砂滴酒丸。
脾约别行麻杏芍,大黄枳朴蜜和团。

[组成] 朱砂五钱(15g),芦荟七钱(21g)。

[用法] 滴好酒少许为丸,如梧桐子大,温水送服。

[附方] 麻子仁丸,麻子仁、芍药、枳实、大黄、厚朴、杏仁。

涌吐之剂 共二首

瓜蒂散 痰食实热

《伤寒论》

瓜蒂散中赤小豆，或入藜芦郁金凑。
此吐实热与风痰，虚者参芦一味勾。
若吐虚烦栀子豉，剧痰乌附尖方透。
古人尚有烧盐方，一切积滞功能奏。

[组成] 瓜蒂一分（1g），赤小豆一分（1g）。

[用法] 将二药研细末和匀，用豆豉煎汤送服。不吐者，用洁净翎毛探喉取吐。

[附方] 三圣散，防风、瓜蒂、藜芦；栀子豉汤，栀子、香豉；乌附尖方，乌头和地浆水（在土地上掘一坑，将水倒入，搅拌后澄清，取上层清水即得，有解毒作用）；烧盐方，将盐用开水调成饱和盐汤，服后探吐。

稀涎散 吐中风痰

《济生方》

稀涎皂角白矾班,或益藜芦微吐间。
风中痰升人眩仆,当先服此通其关。
通关散用细辛皂,吹鼻得嚏保生还。

[组成] 猪牙皂角四挺(15g),白矾一两(30g)。
[用法] 共为细末,温水调下。
[附方] 通关散,用皂角、细辛共研细末,吹入鼻中。

和解之剂 共十一首

小柴胡汤 半表半里和解

《伤寒论》

小柴胡汤和解供,半夏人参甘草从。
更用黄芩加姜枣,少阳百病此为宗。

[组成] 柴胡半斤(12g),黄芩、人参、甘草、生姜各三两(各9g),半夏半升(9g),大枣十二枚(4枚)。
[用法] 水煎服。

四逆散 阳证热厥

《伤寒论》

四逆散里用柴胡,芍药枳实甘草须。
此是阳邪成厥逆,敛阴泄热平剂扶。

[组成] 炙甘草、柴胡、芍药、枳实各十分(各6g)。

[用法] 水煎服。

黄连汤 升降阴阳

《伤寒论》

黄连汤内用干姜，半夏人参甘草藏。
更用桂枝兼大枣，寒热平调呕痛忘。

[组成] 黄连、炙甘草、桂枝各三两（各3g），人参二两（3g），半夏半升（9g），大枣十二枚（4枚）。

[用法] 水煎服。

黄芩汤 太阳少阳合病下利

《伤寒论》

黄芩汤用甘芍并，二阳合利枣加烹。
此方遂为治痢祖，后人加味或更名。
再加生姜与半夏，前症兼呕此能平。
单用芍药与甘草，散逆止痛能和营。

[组成] 黄芩三两（9g），芍药、甘草各二两（各6g），大枣十二枚（4枚）。

[用法] 水煎服。

[附方] 黄芩加半夏生姜汤,本方加半夏、生姜;芍药甘草汤,芍药、甘草。

逍遥散 散郁调经

《太平惠民和剂局方》

逍遥散用当归芍,柴苓术草加姜薄。
散郁除蒸功劳奇,调经八味丹栀着。

[组成] 当归、芍药、白术、柴胡、茯苓各一两(各9g),炙甘草半两(4.5g)。

[用法] 加烧生姜一块切破,薄荷少许,水煎服。

[附方] 加味逍遥散,本方加牡丹皮、栀子,又名"加味逍遥丸",或"丹栀逍遥丸"。

藿香正气散 辟一切不正之气

《太平惠民和剂局方》

藿香正气大腹苏,甘陈苓术朴洱俱。
夏曲白芷加姜枣,感伤风瘴并能驱。

[组成] 大腹皮、白芷、紫苏、茯苓各一两(各5g),

半夏曲、白术、陈皮、厚朴、苦桔梗各二两（各10g），藿香三两（15g），炙甘草二两半（12g）。

[用法] 加生姜、大枣，水煎服。

六和汤 调和六气

《太平惠民和剂局方》

六和藿朴杏砂呈，半夏木瓜赤茯苓。
术参扁豆同甘草，姜枣煎之六气平。
或益香薷或苏叶，伤寒伤暑用须明。

[组成] 缩砂仁、半夏、杏仁、人参、炙甘草各一两（各5g），赤茯苓、藿香叶、白扁豆、木瓜各二两（各10g），香薷、厚朴各四两（各15g）。

[用法] 加生姜3片，大枣1枚，水煎服。

痛泻要方 痛泻[1]

《景岳全书》

痛泻要方陈皮芍，防风白术煎丸酌。

---

[1] 痛泻：大便泄泻，泻必腹痛，泻后痛缓。

补泻并用理肝脾,若作食伤医更错。

[组成] 白术三两（9g）,白芍二两（6g）,陈皮一两半（4.5g）,防风二两（6g）。

[用法] 水煎服。

奔豚汤 腹痛气上冲

《金匮要略》

奔豚汤治肾中邪,气上冲胸腹痛佳。
芩芍芎归甘草半,生姜干葛李根加。

[组成] 李根白皮一升（15g）,葛根五钱（15g）,甘草、川芎、当归、芍药、黄芩各二两（6g）,半夏四两（12g）,生姜四两（12g）。

[用法] 水煎服。

达原饮 瘟疫初起

《温疫论》

达原厚朴与常山,草果槟榔共涤痰。
更用黄芩知母入,菖蒲青草不容删。

[组成] 常山、槟榔各二钱（各6g），厚朴、知母、黄芩、菖蒲、青皮各一钱（各3g），草果、甘草各五分（各1.5g）。

[用法] 水煎，午后温服。

蒿芩清胆汤 清胆利湿，化痰和胃

《重订通俗伤寒论》

俞氏蒿芩清胆汤，陈皮半夏竹茹襄。
赤苓枳壳兼碧玉，湿热轻宣此法良。

[组成] 青蒿钱半至二钱（4.5～6g），黄芩钱半至三钱（4.5～9g），半夏、枳壳、陈皮各钱半（各4.5g），竹茹、赤茯苓、碧玉散各三钱（各9g）。

[用法] 水煎服。

表里之剂 共八首

大柴胡汤 发表攻里

《金匮要略》

大柴胡汤用大黄,枳实芩夏白芍将。
煎加姜枣表兼里,妙法内攻并外攘。
柴胡芒硝义亦尔,仍有桂枝大黄汤。

[组成] 柴胡半斤(15g),黄芩、芍药各三两(9g),枳实四枚(9g),大黄二两(6g),生姜五两(15g),大枣十二枚(5枚)。

[用法] 水煎服。

[附方] 柴胡加芒硝汤,由小柴胡汤的三分之一加芒硝三钱(9g)组成;桂枝加大黄汤,桂枝汤加重芍药三钱(9g)、大黄二钱(6g)组成。

防风通圣散 表里实热

《宣明论方》

防风通圣大黄硝,荆芥麻黄栀芍翘。
甘草芎归膏滑石,薄荷芩术力偏饶。
表里交攻阳热盛,外科疡毒总能消。

[组成] 防风、荆芥、连翘、麻黄、薄荷、川芎、当归、白芍、黑山栀、大黄、芒硝、白术各五钱(各15g),石膏、黄芩、桔梗各一两(各30g),甘草二两(6g)。

[用法] 为粗末,加生姜3片,水煎服。

五积散 发表温里

《太平惠民和剂局方》

五积散治五般积,麻黄苍芷归芍芎。
枳桔桂姜甘茯朴,陈皮半夏加姜葱。
除桂枳陈余略炒,熟料尤增温散功。
温中解表祛寒湿,散痞调经用各充。

[组成] 白芷、川芎、炙甘草、茯苓、当归、肉桂、芍药、半夏各三两(各90g),陈皮、枳壳、麻黄各六两(各180g),苍术二十四两(720g),干姜四两(120g),桔梗

十二两（360g），厚朴四两（120g）。

[用法] 研成粗末，加生姜、葱白同煎服。

[附方] 熟料五积散：若将前方中去肉桂、枳壳、陈皮，余药炒成黄色，研为粗末。

三黄石膏汤 发表清里

《伤寒六书》

三黄石膏芩柏连，栀子麻黄豆豉全。
姜枣细茶煎热服，表里三焦热盛宣。

[组成] 石膏一两（30g），黄连、黄柏、黄芩各二两（各6g），香豉一升（9g），栀子十枚（9g），麻黄三两（9g）。

[用法] 加生姜、大枣，细茶叶一撮，水煎服。

葛根黄芩黄连汤 太阳阳明解表清里

《伤寒论》

葛根黄芩黄连汤，甘草四般治二阳。
解表清里兼和胃，喘汗自利保平康。

[组成] 葛根半斤（15g），炙甘草二两（6g），黄芩三两（9g），黄连三两（9g）。

[用法] 以水八升，先煮葛根，减两升，内诸药，煮取二升，去滓，分温再服。

参苏饮 内伤外感

《易简方》

参苏饮内用陈皮，枳壳前胡半夏宜。
干葛木香甘桔茯，内伤外感此方推。
参前若去芎柴入，饮号芎苏治不差。
香苏饮仅陈皮草，感伤内外亦堪施。

[组成] 人参、苏叶、葛根、前胡、半夏、茯苓各七钱半（各6g），陈皮、甘草、桔梗、枳壳、木香各五钱（各4g）。

[用法] 水煎服。

[附方] 芎苏饮，本方去人参、前胡，加川芎、柴胡，用姜枣同煎；香苏饮，香附、紫苏叶、炙甘草、陈皮二两，加姜葱水煎服。

茵陈丸 汗吐下兼行

《备急千金要方》

茵陈丸用大黄硝，鳖甲常山巴豆邀。

杏仁栀豉蜜丸服，汗吐下兼三法超。

时气毒疠及疟痢，一丸两服量病调。

[组成] 茵陈、芒硝、鳖甲、栀子各二两（各6g），大黄五钱（1.5g），常山、杏仁各三两（各90g），巴豆一两（30g），豆豉五合（60g）。

[用法] 加姜3片，枣3枚，水煎服。

大羌活汤 伤寒两感

《此事难知》

大羌活汤即九味，己独知连白术暨[1]。

散热培阴表里和，伤寒两感差堪慰。

[组成] 防己、独活、羌活、黄连、苍术、炙甘草、白术、防风、细辛、黄芩各三钱（各9g），知母、川芎、生地黄各一两（各30g）。

[用法] 研成细末，用白蜜做成梧桐子大丸剂，每服一丸。药后或吐，或下，或汗，即停服；若服后无效，可酌加用量。

---

[1] 暨（jì）：与、及、和之意。

消补之剂 共七首

平胃散 利湿散满

《太平惠民和剂局方》

平胃散是苍术朴,陈皮甘草四般药。
除湿散满驱瘴岚❶,调胃诸方从此扩。
或合二陈或五苓,硝黄麦曲均堪着。
若合小柴名柴平,煎加姜枣能除疟。
又不换金正气散,即是此方加夏藿。

[组成] 苍术五斤(15g),姜制厚朴、陈皮各三斤二两(各9g),炙甘草三十两(4g)。

[用法] 共研细末,加生姜二片、大枣二枚同煎,饭前服,或生姜、大枣煎汤送下。

[附方] 平陈汤,即本方合二陈汤;胃苓汤,即本方合五苓散;加味平胃散,即本方加麦芽、神曲;柴平汤,即

---

❶ 瘴岚:山林间湿浊,或腐败污秽之气。

本方合小柴胡汤；不换金正气散，即本方加藿香、半夏，等分为末，用生姜三片，大枣二枚同煎。

保和丸 饮食轻伤

《丹溪心法》

保和神曲与山楂，苓夏陈翘菔子加。
曲糊为丸麦汤下，亦可方中用麦芽。
大安丸内加白术，消中兼补效堪夸。

[组成] 山楂六两（180g），神曲二两（60g），半夏、茯苓各三两（各90g），陈皮、连翘、炒莱菔子各一两（各30g）。

[用法] 研成细末，用神曲煮糊和丸如梧桐子大，用炒麦芽煎汤送下。

[附方] 大安丸，即本方加白术。

健脾丸 补脾消食

《医方集解》

健脾参术与陈皮，枳实山楂麦蘖❶随。

---

❶ 麦蘖（niè）：蘖，树木砍去后又长出来的新芽。麦蘖，即麦芽。

曲糊作丸米饮[1]下，消补兼行胃弱宜。

枳术丸亦消兼补，荷叶烧饭上升奇。

[组成] 人参、土炒白术、陈皮、炒麦芽各二两（各60g），山楂一两半（45g），炒枳实三两（90g）。

[用法] 共研细末，用神曲煮糊做成丸药，用米汤或温水送下。

[附方] 枳术丸，枳实、白术二药同研为极细末，用荷叶裹包陈米烧饭为丸。

参苓白术散 补脾

《太平惠民和剂局方》

参苓白术扁豆陈，山药甘莲砂薏仁。

桔梗上浮兼保肺，枣汤调服益脾神。

[组成] 人参、茯苓、白术、陈皮、山药、炙甘草各二斤（各1000g），白扁豆一斤半（750g），莲子肉、砂仁、薏苡仁、桔梗各一斤（各500g）。

[用法] 共研细末，用大枣煎汤送下。

---

[1] 米饮：即米汤。

枳实消痞丸 补脾消痞

《兰室秘藏》

枳实消痞四君全,麦芽夏曲朴姜连。
蒸饼糊丸消积满,清热破结补虚痊。

[组成] 枳实、黄连各五钱(各15g),半夏曲、人参各三钱(各9g),白术、茯苓、炙甘草、麦芽各二钱(各6g),干姜一钱(3g),厚朴四钱(12g)。

[用法] 共研细末,用汤浸蒸饼成糊与药末和匀做成如梧桐子大的丸药,温水送下;亦可做汤剂,水煎服。

鳖甲饮子 疟母[1]

《重订严氏济生方》

鳖甲饮子治疟母,甘草芪术芍芎偶。
草果槟榔厚朴增,乌梅姜枣同煎服。

[组成] 醋炙鳖甲、土炒白术、川芎、酒炒白芍、槟榔、煨草果、厚朴、陈皮、甘草各一钱(各3g),炙黄芪一钱

---

[1] 疟母:疟疾久不愈,致气血亏损,瘀血结于胁下,出现结块,名为疟母。类似久疟后脾脏肿大的病证。

半（5g），生姜三片、大枣一枚、乌梅少许。

[用法] 水煎服。

葛花解酲汤 酒积

《兰室秘藏》

葛花解酲[1]香砂仁，二苓参术蔻青陈。
神曲干姜兼泽泻，温中利湿酒伤珍。

[组成] 葛花、砂仁、白豆蔻仁各五钱（各15g），木香、白茯苓、猪苓、人参、陈皮各一钱五分（各5g），青皮三钱（9g），白术、神曲、干姜、泽泻各二钱（各6g）。

[用法] 共研极细末和匀，每次用水调服。

---

[1] 酲（chéng）：即喝醉了神志不清。

理气之剂 共十三首

补中益气汤 补气升阳

《脾胃论》

补中益气芪术陈,升柴参草当归身。
虚劳内伤功独擅,亦治阳虚外感因。
木香苍术易归术,调中益气畅脾神。

[组成] 黄芪(病甚,劳倦热甚者一钱)(15~20g),炙甘草(5g)各五分,人参、白术各三分(9g),橘皮、升麻、柴胡各二分或三分(各6g),当归身二分(9g)。

[用法] 切碎,水煎一次,去渣,空腹稍热服。

[附方] 调中益气汤,即本方去白术、当归身,加木香、苍术,水煎服。

乌药顺气汤 中气[1]

《济生方》

乌药顺气芎芷姜,橘红枳桔及麻黄。
僵蚕炙草姜煎服,中气厥逆[2]此方详。

[组成] 乌药、橘红各二钱(各6g),麻黄去根节、川芎、白芷、炒枳壳、桔梗各一钱(各4g),炮姜、僵蚕、炙甘草各五分(各2g)。

[用法] 加生姜3片,大枣1枚,水煎服。

越鞠丸 六郁[3]

《丹溪心法》

越鞠丸治六般郁,气血痰火湿食因。
芎苍香附兼栀曲,气畅郁舒痛闷伸。
又六郁汤苍芎附,甘苓橘半栀砂仁。

[组成] 川芎、苍术、香附、栀子、神曲各等分。

---

[1] 中(zhòng)气:此指因怒动肝气,气逆上行所致突然昏倒,不知人事,牙关紧闭,身体四肢逆冷等症。
[2] 厥逆:即四肢逆冷(手冷可过肘,足冷可过膝)。
[3] 六郁:指气郁、血郁、火郁、湿郁、痰郁、食郁。

[用法] 共研细末，用水做成丸药如绿豆大，温水送下。亦可按原方用量比例酌情增减药量作汤剂，水煎服。

[附方] 六郁汤，川芎、醋炒香附、赤茯苓、橘红、制半夏、山栀、苍术、砂仁、甘草。

苏子降气汤 降气行痰

《太平惠民和剂局方》

苏子降气橘半归，前胡桂朴草姜依。
下虚上盛痰嗽喘，亦有加参贵合机。

[组成] 紫苏子、制半夏各二两半（各9g），川芎、当归、橘红各一两半（各6g），前胡、厚朴各一两（各6g），肉桂一两半（3g），炙甘草二两（6g）。

[用法] 共研成细末，加生姜三片同煎温服。

四七汤 开郁化痰

《三因极一病证方论》

四七汤理七情气，半夏厚朴茯苓苏。
姜枣煎之舒郁结，痰涎呕痛尽能纾。
又有局方各四七，参桂夏草妙更殊。

[组成] 制半夏五钱（15g），姜制厚朴三钱（9g），茯苓四钱（12g），紫苏叶二钱（6g）。

[用法] 切碎，加生姜3片，大枣2枚，水煎服。

[附方]《局方》四七汤，人参、肉桂、炙甘草、制半夏共研粗末，生姜同煎服。

四磨汤 七情气逆

《济生才》

四磨[1]亦治七情侵，人参乌药及槟沉。
浓磨煎服调逆气，实者枳壳易人参。
去参加入木香枳，五磨饮子白酒斟。

[组成] 人参、乌药、槟榔、沉香各等分。

[用法] 四药磨浓汁后和水煎三四沸，温服。

[附方] 五磨饮子，即本方去人参，加木香、枳实各等分（3g），用白酒磨汁服。

---

[1] 四磨：方中四味药采取先磨浓汁再和水煎沸的方法，故名四磨汤。

旋覆代赭汤 痞硬[1] 噫气[2]

《伤寒论》

代赭旋覆用人参,半夏甘姜大枣临。
重以镇逆咸软痞,痞硬噫气力能禁。

[组成] 旋覆花三两(9g),代赭石一两(6g),人参二两(6g),半夏半升(9g),炙甘草三两(6g),生姜五两(12g),大枣十二枚(4枚)。

[用法] 代赭石打碎先煎,再放入余6味药,旋覆花布包煎,水煎服。

正气天香散 顺气声经

《绀珠经》

绀珠[3] 正气天香[4] 散,香附干姜苏叶陈。
乌药舒郁兼除痛,气行血活经自匀。

[组成] 香附八两(240g),乌药二两(60g),紫苏叶、

---

[1] 痞硬:此指胃脘部胀闷难受,如有物堵住。
[2] 噫气:气从胃中上逆。胃出而作声,多见于饱食之后。
[3] 绀(gàn)珠:相传唐开元间宰相张说有绀色珠一颗,或有遗忘之事,持弄此珠,便觉心神开悟,事无巨细。此处指罗知悌所著《绀珠经》的简称。
[4] 天香:天,指天台产的乌药;香,即香附。

干姜、陈皮各一两（各3g）。

[用法] 上药研成细末，水煎服。

橘皮竹茹汤　胃虚呃逆

《济生方》

橘皮竹茹治呕呃，参甘半夏枇杷麦。
赤茯再加姜枣煎，方由金匮此加辟。

[组成] 橘皮、竹茹、半夏、枇杷叶、麦冬、赤茯苓各一两（各30g），人参、甘草各半两（各15g）。

[用法] 共研粗末，加生姜5片，大枣3枚同煎，去滓温服，不拘时候。

丁香柿蒂汤　病后寒呃

《证因脉治》

丁香柿蒂人参姜，呃逆因寒中气戕[1]。
济生[2]香蒂仅二味，或加竹橘用皆良。

---

[1] 戕（qiāng）：伤害。
[2] 济生：指《济生方》。

[组成] 丁香（6g），柿蒂（9g），人参（3g），生姜（6g）。

[用法] 水煎服。

[附方] 柿蒂汤，丁香、柿蒂共研末，加生姜水煎服；丁香柿蒂竹茹汤，丁香、柿蒂、竹茹、陈皮。

定喘汤 哮喘

《摄生众妙方》

定喘白果与麻黄，款冬半夏白皮桑。
苏杏黄芩兼甘草，肺寒膈热喘哮尝。

[组成] 白果二十一枚（9g），麻黄、款冬花、半夏、桑白皮各三钱（各9g），苏子二钱（6g），杏仁、黄芩各一钱五分（各6g），甘草一钱（3g）。

[用法] 水煎服。

瓜蒌薤白白酒汤 胸痹[1]

《金匮要略》

瓜蒌薤白治胸痹，益以白酒温肺气。

---

[1] 胸痹：指因胸阳不振，胸中痰阻气滞所致胸中闷痛等。

053

加夏加朴枳桂枝,治法稍殊名亦异。

[组成] 瓜蒌实一枚（12g）,薤白半升（12g）,白酒（即现时黄酒）七升（适量）。

[用法] 煎服。

[附方] 瓜蒌薤白半夏汤,瓜蒌实、薤白各三两,半夏半斤,白酒一斗；枳实薤白桂枝汤,枳实、厚朴、薤白、桂枝、瓜蒌。

丹参饮 心胃诸痛,妇人更效

《时方歌括》

丹参饮里用檀砂,心胃诸痛效验赊[1]。
百合汤中乌药佐,专除郁气不须夸。
圣惠[2]更有金铃子,酒下延胡均可嘉。

[组成] 丹参一两（30g）,檀香、砂仁各一钱半（各5g）。

[用法] 水煎服。

[附方] 百合汤,百合、乌药；金铃子散,金铃子、延胡索各等分。

---

[1] 赊（shē）：即长远,指疗效持久。
[2] 圣惠：即《太平圣惠方》。

理血之剂 共十七首

四物汤 养血通剂

《太平惠民和剂局方》

四物地芍与归芎,血家百病此方通。
八珍合入四君子,气血双疗功独崇。
再加黄芪与肉桂,十全大补补方雄。
十全除却芪地草,加粟❶煎之名胃风。

[组成] 熟地黄、当归、白芍、川芎各等分(9g)。

[用法] 研为粗末,水煎去渣,空腹热服。

[附方] 八珍汤,即本方合四君子汤(人参、白术、茯苓、甘草);十全大补汤,即八珍汤再加黄芪、肉桂而成;胃风汤,即十全大补汤除去黄芪、熟地黄、炙甘草,加小米百粒而成。

---

❶ 粟:粟米,即小米。

人参养荣汤 补气养血

《太平惠民和剂局方》

人参养营即十全[1]，除却川芎五味联。
陈皮远志加姜枣，脾肺气血补方先。

[组成] 白芍药三两（90g），当归一两（3g），陈皮一两（30g），黄芪一两（30g），桂心一两（30g），人参一两（30g），白术一两（30g），炙甘草一两（30g），熟地黄七钱半（20g），五味子七钱半（20g），茯苓七钱半（20g），远志半两（15g）。

[用法] 共为粗末，加生姜三片，大枣二枚同煎，去渣温服。照本方制成蜜丸，即"人参养荣丸"，温水送下。

归脾汤 引血归脾

《济生方》

归脾汤用术参芪，归草茯神远志随。
酸枣木香龙眼肉，煎加姜枣益心脾。

---

[1] 十全：即"十全大补汤"。

怔忡[1]健忘俱可却,肠风[2]崩漏[3]总能医。

[组成]白术一两(30g),人参半两(15g),黄芪一两(30g),当归半两(15g),炙甘草二钱半(8g),茯神一两(30g),远志半两(15g),酸枣仁一两(30g),木香半两(15g),龙眼肉一两(30g)。

[用法]研成粗末,加生姜五片,大枣一枚水煎,去滓温服。本方制成蜜丸,即"人参归脾丸",温水送下。

养心汤 补血宁心

《仁斋直指方论》

养心汤用草芪参,二茯芎归柏子寻。
夏曲远志兼桂味,再加酸枣总宁心。

[组成]炙甘草四钱(12g),炙黄芪、白茯苓、茯神、川芎、当归、半夏曲各半两(各15g),人参、柏子仁、远志、肉桂、五味子、酸枣仁各一分(各0.3g)。

[用法]共为粗末,加生姜五片,大枣一枚,水煎服。

---

[1] 怔忡:患者自觉心跳剧烈。
[2] 肠风:便血的一种。
[3] 崩漏:妇女非周期性的子宫出血。崩是出血量多而来势急剧,漏是出血量少,但持续不断,其病势较缓。

当归四逆汤 益血复脉

《伤寒论》

当归四逆[1]桂枝芍,细辛甘草木通着。
再加大枣治阴厥[2],脉细阳虚由血弱。
内有久寒加姜茱,发表温中通经脉。
不用附子及干姜,助阳过剂阴反灼。

[组成] 当归三两(12g),桂枝三两(9g),芍药三两(9g),细辛三两(1.5g),炙甘草二两(5g),木通二两(3g),大枣二十五枚(8枚)。

[用法] 水煎服。

[附方] 当归四逆加吴茱萸生姜汤,本方加吴茱萸、生姜而成。

桃仁承气汤 膀胱蓄血[3]

《伤寒论》

桃仁承气五般奇,甘草硝黄并桂枝。
热结膀胱少腹胀,如狂蓄血最相宜。

---

[1] 四逆:四肢逆冷。
[2] 阴厥:因阳衰精竭所致四肢厥逆。
[3] 蓄血:瘀血内蓄的病证。

[组成] 桃仁五十个（12g），炙甘草二两（6g），芒硝二两（6g），大黄四两（12g），桂枝二两（6g）。

[用法] 水煎服，芒硝溶服。

犀角地黄汤 胃热吐血

《备急千金要方》

犀角地黄芍药丹，血升胃热火邪干。

斑黄阳毒❶皆堪治，或益❷柴芩总伐肝。

[组成] 犀角一两（1.5~3g），生地黄八两（30g），芍药三两（12g），牡丹皮二两（9g）。

[用法] 水煎服。

咳血方 咳嗽痰血

《丹溪心法》

咳血方中诃子收❸，瓜蒌海石山栀投。

---

❶ 斑黄阳毒：即阳毒发斑，阳邪亢极成阳毒，体表见斑。
❷ 益：增加。
❸ 收：指诃子味酸涩收敛止咳。

青黛蜜丸口噙化❶,咳嗽痰血服之瘳❷。

[组成] 青黛(6g),诃子(6g),瓜蒌仁(9g),海石(9g)、炒山栀(9g)(原书未著分量)。

[用法] 共研细末,用白蜜和生姜汁做成丸,含在口中化服。

槐花散 便血

《本事方》

槐花散用治肠风,侧柏黑荆枳壳充。
为末等份米饮下,宽肠凉血逐风功。

[组成] 槐花、侧柏叶、荆芥穗(炒黑)、枳壳各等分。
[用法] 研成细末,饭前空腹用清米汤调服;若作汤剂,水煎服。

小蓟饮子 血淋❸

《济生方》

小蓟饮子藕蒲黄,木通滑石生地裹。

---

❶ 噙(qín)化:含在口中,含化。
❷ 瘳(chōu):病愈。
❸ 血淋:即小便淋涩不畅,尿时痛而有血。

060

归草黑栀淡竹叶，血淋热结服之良。

[组成] 小蓟、藕节、蒲黄、木通、滑石、当归、炙甘草、栀子炒黑、淡竹叶各半两（各15g），生地黄四两（120g）。

[用法] 研成粗末，水煎，去渣温服，饭前空腹服用。

四生丸 血热妄行

《妇人良方》

四生丸用三般叶，侧柏艾荷生地协。
等份生捣如泥煎，血热妄行止衄惬[1]。

[组成] 生侧柏叶、生艾叶、生荷叶、生地黄各等分。
[用法] 水煎服。

复元活血汤 损伤积血

《医学发明》

复元活血汤柴胡，花粉当归山甲俱。
桃仁红花大黄草，损伤瘀血酒煎法。

---

[1] 惬（qiè）：满意。

[组成] 柴胡半两（15g），天花粉三钱（9g），当归三钱（9g），炮穿山甲二钱（6g），桃仁去皮尖50个（9g），红花二钱（6g），大黄酒浸一两（30g），甘草二钱（6g）。

[用法] 共研粗末，水酒煎（水和酒比例为3:1），去滓，温热服。

黄土汤 便后血

《金匮要略》

黄土汤将远血[1]医，胶芩地术附甘随。
更知赤豆当归散，近血[2]服之效亦奇。

[组成] 灶心黄土半斤（30g），阿胶、黄芩、干地黄、白术、炮附子、甘草各三两（各9g）。

[用法] 先将灶心黄土水煎取汤，再煎余药，分二次服。

[附方] 赤小豆当归散，赤小豆（浸令芽出后晒干）、当归。

---

[1] 远血：先下便后下血，血色暗黑，因其是远离直肠、肛门部位的出血，故名。
[2] 近血：排便时先下血后大便，血色多鲜红，其出血部位接近直肠或肛门，故名。

黑地黄丸 便血久痔

《素问病机气宜保命集》

黑地黄丸用地黄,还同苍术味干姜。
多时便血脾虚陷,燥湿滋阴两擅长。

[组成] 熟地黄、苍术各一斤(各500g),五味子八两(240g),干姜一两(30g)[春季七钱(21g),夏季五钱(15g)]。

[用法] 共研细末,枣肉和作丸,米汤送下。

血府逐瘀汤 胸中瘀血

《医林改错》

血府❶逐瘀归地桃,红花枳壳膝芎饶。
柴胡赤芍甘桔梗,血化下行不作劳。

[组成] 生地黄三钱(9g),当归三钱(9g),桃仁四钱(12g),红花三钱(9g),枳壳二钱(6g),牛膝三钱(9g),川芎一钱半(5g),柴胡一钱(3g),赤芍二钱(6g),甘草一钱(3g),桔梗一钱半(5g)。

[用法] 水煎服。

---

❶ 血府:王清任认为膈以上胸腔为血府。

少腹逐瘀汤 少腹瘀血

《医林改错》

少腹逐瘀芎炮姜,元胡灵脂芍茴香。
蒲黄肉桂当没药,调经止痛是良方。

[组成] 川芎一钱（3g）,炮姜二分（3g）,延胡索一钱（3g）,炒五灵脂二钱（6g）,赤芍二钱（6g）,小茴香七粒（1.5g）,蒲黄三钱（9g）,肉桂一钱（3g）,当归三钱（9g）,没药一钱（6g）。

[用法] 水煎服。

补阳还五汤 半身不遂,口眼㖞斜

《医林改错》

补阳还五赤芍芎,归尾通经佐地龙。
四两黄芪为主药,血中瘀滞用桃红。

[组成] 赤芍一钱半（6g）,川芎一钱（3g）,当归尾二钱（6g）,地龙一钱（3g）,黄芪四两（12g）,桃仁一钱（3g）,红花一钱（3g）。

[用法] 水煎服。

祛风之剂 共十六首

小续命汤 风痉[1] 通剂

《备急千金要方》

小续命汤桂附芎,麻黄参芍杏防风。
黄芩防己兼甘草,六经[2]风中此方通。

[组成] 桂心(《保命集》作桂枝)、川芎、麻黄、人参、芍药、杏仁、黄芩、甘草、防己各一两(各3g),附子一枚(3g),防风一两半(6g),生姜五两(10g)。

[用法] 水煎服。

大秦艽汤 搜风活血降火

《素问病机气宜保命集》

大秦艽汤羌独防,芎芷辛芩二地黄。

---

[1] 风痉:风伤太阳之经,复遇寒湿故也。其状口噤不开,腰背强直如发痫。
[2] 六经:太阳经、阳明经、少阳经、太阴经、少阴经、厥阴经的合称。

石膏归芍苓甘术,风邪散见可通尝。

[组成] 秦艽、石膏各二两（各60g）,羌活、独活、防风、川芎、白芷、黄芩、生地黄、熟地黄、当归、白芍、茯苓、炙甘草、白术各一两（各30g）,细辛半两（15g）。

[用法] 共研粗末,水煎服。

三生[1]饮 卒中痰厥

《太平惠民和剂局方》

三生饮用乌附星,三皆生用木香听。
加参对半扶元气,卒中痰迷服此灵。
星香散亦治卒中,体肥不渴邪在经。

[组成] 生川乌、生附子各五钱（各15g）,生南星一两（30g）,木香二钱（6g）。

[用法] 研成粗末,加生姜15片水煎温服。

[附方] 星香散,胆星八钱（24g）,木香二钱（6g）。

---

[1] 三生:方中川乌、附子、南星三味药皆生用,故名。

地黄饮子 喑厥[1] 风痱[2]

《黄帝素问宣明论方》

地黄饮子山茱斛,麦味菖蒲远志茯。
苁薢桂附巴戟天,少入薄荷姜枣服。
喑厥风痱能治之,虚阳归肾阴精足。

[组成] 熟地黄、山茱萸、石斛、麦冬、五味子、石菖蒲、远志、茯苓肉、苁蓉、肉桂、炮附子、巴戟天各等分(各6g)。

[用法] 研成粗末,加生姜、大枣、薄荷,水煎服。

独活汤 瘛疭[3] 昏瞆[4]

《医方集解》引青溪方

独活汤中羌独防,芎归辛桂参夏菖。
茯神远志白薇草,瘛疭昏瞆力能匡[5]。

---

[1] 喑(yīn)厥:喑厥乃类中风症,暴喑不语。
[2] 风痱(féi):指中风后出现偏瘫。
[3] 瘛(chì)疭(zòng):瘛者筋脉急也,疭者筋脉缓也,急者则引而缩,缓者则纵而伸,或缩或伸,动而不止者,名曰瘛疭。俗谓之搐者是也。
[4] 昏瞆:眼花耳聋,神识昏乱,不明事理。
[5] 匡:即纠正。

[组成]独活、羌活、防风、川芎、当归、细辛、桂心、人参、半夏、石菖蒲、茯神、远志、白薇各五钱（各15g），炙甘草二钱半（7.5g）。

[用法]共研粗末，加生姜、大枣，水煎服。

顺风匀气散 㖞僻❶ 偏枯❷

《奇效良方》

顺风匀气术乌沉，白芷天麻苏叶参。
木瓜甘草青皮合，㖞僻偏枯口舌喑。

[组成]白术二钱（6g），乌药一钱半（4.5g），沉香、白芷、苏叶、木瓜、炙甘草、青皮各三分（各1g），天麻、人参各五分（各1.5g）。

[用法]加生姜三片，水煎服。

上中下通用痛风方 痛风

《金匮钩玄》

黄柏苍术天南星，桂枝防己及威灵。

---

❶ 㖞（wāi）僻（pì）：口眼歪斜。
❷ 偏枯：偏瘫，半身不遂。

桃仁红花龙胆草，羌芷川芎神曲停。

痛风湿热与痰血，上中下通用之听。

[组成] 酒炒黄柏、苍术、天南星各二两（各60g），桂枝、威灵仙、羌活各三钱（各9g），防己半钱（1.5g），桃仁、白芷各五钱（各1.5g），龙胆草五分（1.5g），川芎二两（60g），炒神曲一两（30g），红花一钱半（4.5g）。

[用法] 共研细末，用神曲煮糊为丸，如梧桐子大，白开水送下。

独活寄生汤 风寒湿痹

《备急千金要方》

独活寄生芄防辛，芎归地芍桂苓均。

杜仲牛膝人参草，冷风顽痹屈能伸。

若去寄生加芪续，汤名三痹古方珍。

[组成] 独活三两（9g），桑寄生、秦艽、防风、川芎、当归、干地黄、芍药、肉桂心、茯苓、杜仲、人参、甘草各二两（各6g）。

[用法] 水煎服。

[附方] 三痹汤，本方系独活寄生汤去桑寄生，加黄芪、续断，用姜枣水煎。

消风散 消风散热

《太平惠民和剂局方》

消风散内羌防荆,芎朴参苓陈草并。
僵蚕蝉蜕藿香入,为末茶调或酒行。
头痛目昏项背急,顽麻瘾疹服之清。

[组成] 羌活、防风、川芎、人参、茯苓、僵蚕、蝉蜕、藿香各二两(各60g),荆芥、厚朴、陈皮、炙甘草各半两(各15g)。

[用法] 共研细末,用茶水调下,或者用酒调下。

川芎茶调散 头目风热

《太平惠民和剂局方》

川芎茶调❶散荆防,辛芷薄荷甘草羌。
目昏鼻塞风攻上,正偏头痛悉能康。
方内若加僵蚕菊,菊花茶调用亦臧❷。

[组成] 川芎、荆芥各四两(各12g),防风一两半(4.5g),细辛一两(30g),白芷、炙甘草、羌活各二两(各

---

❶ 茶调:服时用清茶调下,故名川芎茶调散。
❷ 臧(zāng):善、好。

070

60g)，薄荷八两（240g）。

[用法] 共研细末，饭后清茶调下。

[附方] 菊花茶调散，本方由川芎茶调散加菊花、僵蚕而成。

清空膏 风湿热

《兰室秘藏》

清空[1]芎草柴芩连，羌防升之入顶巅。

为末茶调如膏服，正偏头痛一时蠲[2]。

[组成] 川芎五钱（15g），炙甘草一两半（45g），柴胡七钱（21g），黄连、羌活、防风各一两（各30g），黄芩三两（90g）。

[用法] 共研细末，用茶少许调成膏状，抹在口中，再用少许白开水送下。

[用法] 上7味药共研细末，每次服二钱匕（3～6g），用茶少许调成膏状，抹在口中，再用少许白开水送下。

---

[1] 清空：指头。
[2] 蠲（juān）：免除。

人参荆芥散 妇人血风劳[1]

《妇人良方》

人参荆芥散熟地,防风柴枳芎归比。
酸枣鳖羚桂术甘,血风劳作风虚[2]治。

[组成] 人参、荆芥、熟地黄、柴胡、炒枳壳、酸枣仁、炙鳖甲、羚羊角、白术各七分(各2.1g),防风、川芎、当归、桂心、甘草各五分(各1.5g)。

[用法] 加生姜三片,水煎服。

[用法] 上14味药,加生姜三片,水煎服。

资寿解语汤 中风脾缓[3],舌强不语

《医门法律》

资寿解语汤用羌,专需竹沥佐生姜。
防风桂附羚羊角,酸枣麻甘十味详。

[组成] 羌活五分(1.5g),防风、附子、酸枣仁、天麻各一钱(各3g),肉桂、羚羊角各八分(各2.4g),甘

---

[1] 血风劳:因气血素虚,经候不调,或外伤风邪,内挟宿冷,致使阴阳不和,经络瘀涩,腹中坚痛,四肢酸痛,月水或断或来,面色萎黄羸瘦。
[2] 风虚:是体内虚弱,而外感风邪。
[3] 脾缓:即指手足肢体缓弱。

草五分（1.5g）。

[用法] 上8味，加竹沥二匙，生姜汁二滴，水煎服。

小活络丹 中风不仁[1]

《圣济总录》

小活络丹用二乌，地龙乳没胆星俱。
中风手足皆麻木，痰湿流连一服驱。
大活络丹多味益，恶风大症此方需。

[组成] 川乌、炮草乌、炮胆星各六两（各180g），乳香、没药各三两三钱（各100g）。

[用法] 上5味药共研极细末，酒煮面糊为丸，如梧桐子大，每服二十九（3~5g），冷酒送下。

羚羊钩藤汤 凉肝息风，增液舒筋

《重订通俗伤寒论》

俞氏[2]羚羊钩藤汤，桑叶菊花鲜地黄。
芍甘茯木川以茹，凉肝增液息风方。

---

[1] 不仁：麻木无感觉。
[2] 俞氏：《重订通俗伤寒论》作者俞根初。

[组成] 羚羊角一钱半 (4.5g), 双钩藤三钱 (9g), 霜桑叶二钱 (6g), 滁菊花三钱 (9g), 鲜地黄五钱 (15g), 生白芍三钱 (9g), 生甘草八分 (2.4g), 茯神木三钱 (9g), 川贝母四钱 (12g), 淡竹茹五钱 (15g)。

[用法] 上10味药,水煎服(羚羊角与鲜竹茹先煎代水,钩藤后入)。

镇肝熄风汤 镇肝熄风

《医学衷中参西录》

张氏[1]镇肝熄风汤,龙牡龟牛制亢阳。
代赭天冬元芍草,茵陈川楝麦芽襄。
痰多加用胆星好,尺脉虚浮萸地匡。
加入石膏清里热,便溏龟赫易脂良。

[组成] 生龙骨、生牡蛎、生龟甲各五钱 (各15g), 怀牛膝一两 (20g), 生代赭石一两 (30g), 天冬、元参、生白芍各五钱 (各15g), 生甘草一钱半 (4.5g), 茵陈、川楝子、生麦芽各二钱 (各6g)。

[用法] 上12味药,水煎服(生龙骨、生牡蛎、生龟甲、生赭石均打碎先煎)。

---

[1] 张氏:《医学衷中参西录》作者张锡纯。

祛寒之剂 共十二首

理中汤 寒客中焦

《伤寒论》

理中丸主理中乡，甘草人参术干姜。
呕利腹痛阴寒盛，或加附子总回阳。

[组成] 炙甘草、人参、白术、干姜各三两（各9g）。

[用法] 上4味药，水煎，分三次温服。本方制成蜜丸，即"理中丸"。

[附方] 附子理中丸，干姜、人参、白术、炙甘草、附子各一两（各9g）。

真武汤 壮肾阳

《伤寒论》

真武[1]汤壮肾中阳，茯苓术芍附生姜。

---

[1] 真武：真武大帝，传说的为北方的水神。

少阴腹痛有水气,悸眩[1]瞤惕[2]保安康。

[组成] 茯苓三两(9g),白术二两(6g),芍药三两(9g),炮附子一枚(9g),生姜三两(9g)。

[用法] 水煎服。

四逆汤 阴证厥逆

《伤寒论》

四逆[3]汤中姜附草,三阴[4]厥逆太阳沉。
或益姜葱参芍桔,通阳复脉力能任。

[组成] 干姜一两半(6~9g),附子一枚(5~10g),炙甘草二两(6g)。

[用法] 先煎附子,水煎服。

[附方] 通脉四逆汤,附子大者一枚(10g),干姜三两(9g),炙甘草二两(6g)。

---

[1] 悸眩:悸,指心下悸;眩,即头眩。
[2] 瞤(shùn)惕(tì):瞤,目跳动,此处指身体肌肉跳动;惕,惊慌,此处指筋肉跳动。
[3] 四逆:四肢厥逆,手冷可过肘,足冷可过膝。
[4] 三阴:指太阴经、少阴经、厥阴经。

白通加猪胆汁汤 阴盛格阳[1]

《伤寒论》

白通[2]加尿猪胆汁，干姜附子兼葱白。
热因寒用妙义深，阴盛格阳厥无脉。

[组成] 葱白四茎，干姜一两（3~6g），生附子一枚（5~10g），人尿五合（10ml），猪胆汁一合（20g）。

[用法] 先煎附子，再加入葱白、干姜同煎，取汁，放入猪胆汁、人尿，温服。

吴茱萸汤 吐利寒厥

《伤寒论》

吴茱萸汤人参枣，重用生姜温胃好。
阳明寒呕少阴利，厥阴头痛皆能保。

[组成] 吴茱萸一升（6g），人参三两（9g），大枣十二枚（4枚）。

[用法] 水煎服。

---

[1] 阴盛格阳：指体内阴寒太盛，把阳气格拒在外。
[2] 白通：白通汤，由葱白、干姜、生附子3味药组成。

益元汤 戴阳[1] 烦躁

《活人书》

益元艾附与干姜,麦味知连参草将。
姜枣葱煎入童便,内寒外热名戴阳。

[组成] 艾叶、炮附子、干姜、麦冬、五味子、知母、黄连、人参、炙甘草各等分。

[用法] 上药加生姜三片,大枣三枚,葱白三茎用水煎,去滓,再加童子小便一匙冷服。

回阳救急汤 三阴寒逆

《伤寒六书》

回阳救急用六君[2],桂附干姜五味群。
加麝三厘或胆汁,三阴寒厥见奇勋。

[组成] 人参(6g),白术(9g),茯苓(9g),炙甘草(5g),陈皮(6g),半夏(9g),肉桂(3g),熟附子(9g),干姜(6g),五味子(3g)(原书无药量)。

---

[1] 戴阳:患者两颧色淡红如妆,游移不定的病证。多因下元虚衰,真阳浮越所致下真寒上假热。
[2] 六君:六君子汤,由人参、白术、茯苓、炙甘草、陈皮、半夏组成。

[用法] 上药加生姜三片水煎, 临服时加麝香三厘（0.1g）调服。

四神丸 肾虚脾泻

《证治准绳》

四神[1]故纸吴茱萸, 肉蔻五味四般须。
大枣百枚姜八两, 五更肾泻火衰扶。

[组成] 破故纸四两（120g）, 吴茱萸一两（30g）, 肉豆蔻二两（60g）, 五味子二两（60g）。

[用法] 上药共研细末, 用生姜八两（240g）, 大枣百枚同煮, 煮熟取枣肉和药末捣匀做成丸药, 临睡时淡盐汤或白开水送下。

厚朴温中汤 虚寒胀满

《内外伤辨惑论》

厚朴温中陈草苓, 干姜草蔻木香停。
煎服加姜治腹痛, 虚寒胀满用皆灵。

---

[1] 四神: 方中四味药治脾肾阳虚的泄泻有神效, 故名四神丸。

[组成]厚朴、陈皮各一两（各30g），炙甘草、茯苓、草豆蔻、木香各五钱（各1.5g），干姜七分（2g）。

[用法]上药共研粗末，合为粗散，每次服五钱匕（10g），加生姜三片，水煎服。

导气汤 寒疝[1]

《医方集解》

寒疝痛用导气汤，川楝茴苗香与木香。
吴茱萸以长流水[2]，散寒通气和小肠。

[组成]川楝子四钱（12g），小茴香二钱（6g），木香三钱（9g），吴茱萸一钱（3g）。

[用法]上药，用河中长流水煎服。

疝气汤 寒湿疝气

《丹溪心法》

疝气方用荔枝核，栀子山楂枳壳益。

---

[1] 寒疝：寒邪侵于厥阴肝经而致阴囊、睾丸作痛等。
[2] 长流水：江河中长年流动的水。

再入吴萸入厥阴,长流水煎疝痛释。

[组成] 荔枝核、栀子、炒山楂、枳壳、吴茱萸各等分。

[用法] 上药共研粗末,用河中长流水煎服,每次二钱(6g)。

橘核丸 癞疝[1]

《济生方》

橘核丸中川楝桂,朴实延胡藻带昆。
桃仁二木酒糊合,癞疝痛顽盐酒吞。

[组成] 炒川楝子、橘核、海藻、海带、昆布、桃仁各一两(各30g),厚朴、炒枳实、炒延胡索、桂心、木香、木通各半两(各15g)。

[用法] 上药共研细末,用酒煮糊为丸如梧桐子大,每次服七十丸,空腹用盐汤或温酒送下。

---

[1] 癞疝:睾丸肿胀偏坠,或坚硬如石,或痛引脐腹等。另有《寿世保元》言:"癞疝者,顽疝也,睾丸虽大而无疾苦也。"

祛暑之剂 共五首

三物香薷饮 散暑和脾

《太平惠民和剂局方》

三物香薷豆朴先，若云热盛益黄连。
或加苓草名五物，利湿祛湿木瓜宣。
再加参芪与陈术，兼治内伤十味全。

[组成] 香薷一斤，白扁豆、厚朴、姜汁炙熟各半斤。

[用法] 共研粗末，加酒少许，水煎去滓，水中浸冷，不拘时服。

[附方] 黄连香薷饮，本方去扁豆，加黄连；五物香薷饮，本方加茯苓、甘草；六味香薷饮，五物香薷饮加木瓜；十味香薷饮，六味香薷饮加人参、黄芪、陈皮、白术；二香散，五味香薷饮合香苏饮（香附、紫苏叶、陈皮、炙甘草）；藿薷汤，三物香薷饮合藿香正气散；香葛汤，本方加葛根。

清暑益气汤 补肺生津，燥湿清热

《脾胃论》

清暑益气参草芪，当归麦味青陈皮。
曲柏葛根苍白术，升麻泽泻姜枣随。

[组成] 黄芪、苍术、升麻各一钱（各3g），人参去芦、泽泻、神曲炒黄、橘皮、白术各五分（各1.5g），麦冬去心、当归身、炙甘草、青皮去白各三分（各0.9g），黄柏酒洗，去皮二分或三分（0.6或0.9g），葛根二分（0.6g），五味子九枚。

[用法] 水煎服。

缩脾饮 温脾消暑

《太平惠民和剂局方》

缩脾[1]饮用清暑气，砂仁草果乌梅暨。
甘草葛根扁豆加，吐泻烦渴温脾胃。
古人治暑多用温，暑为阴证此所谓。
大顺杏仁姜桂甘，散寒燥湿斯为贵。

---

[1] 缩脾：缩砂仁有温脾消暑之功，故名缩脾。

[组成]缩砂仁、草果、乌梅炙、甘草各四两（各120g），葛根、白扁豆各二两（各60g）。

[用法]上药共研粗末，水煎冷服。

[附方]大顺散，干姜、肉桂、杏仁去皮尖各四斤，甘草三十斤。用法：先将甘草用白砂炒至八分黄熟，次入干姜同炒，令姜裂，再入杏仁又同炒，候杏仁不作声为度，用筛隔净，后入肉桂，一起捣罗为散，每次用二钱（6g），水煎去滓，温服。

生脉散 保肺复脉

《内外伤辨惑论》

生脉麦味与人参，保肺清心治暑淫❶。
气少汗多兼口渴，病危脉绝急煎斟❷。

[组成]麦冬五分（9g），五味子七粒（6g），人参五分（9g）。

[用法]水煎服。

---

❶ 淫：即过多，过甚。
❷ 斟（zhēn）：往杯盏倒煎好的药汤。

六一散 清暑利湿

《伤寒直格》

六一[1]滑石同甘草,解肌行水兼清燥。
统治表里及三焦,热渴暑烦泻痢保。
益元碧玉与鸡苏,砂黛薄荷加之好。

[组成]滑石六两(180g),甘草一两(30g)。

[用法]上共研细末,每次服三钱(9g),和白蜜少许,冷水或灯心汤调服。

[附方]益元散,六一散加朱砂,灯心汤调服;碧玉散,六一散加青黛令如轻碧色;鸡苏散,六一散加薄荷叶。

---

[1] 六一:本方由六份滑石,一份甘草组成。

利湿之剂 共十八首

五苓散 行水总剂

《伤寒论》

五苓散治太阳腑[1]，白术泽泻猪茯苓。
膀胱化气添官桂，利便消暑烦渴清。
除桂名为四苓散，无寒但渴服之灵。
猪苓汤除桂与术，加入阿胶滑石停。
此为和湿兼泻热，疸黄[2]便闭渴呕宁。

[组成] 白术十八铢（9g），泽泻一两六铢（15g），猪苓十八铢（9g），茯苓十八铢（9g），桂枝半两（6g）。

[用法] 上药共研细末，每次用白饮（即米汤）调服方寸匕（6g），日三次。

[附方] 四苓散，本方除去桂枝而成；猪苓汤，本方除

---

[1] 太阳腑：膀胱。
[2] 疸黄：即黄疸。

去桂枝、白术，加入阿胶、滑石而成。

小半夏加茯苓汤 行水消痞

《金匮要略》

小半夏加茯苓汤，行水消痞有生姜。
加桂除夏治惊厥，茯苓甘草汤名彰。

[组成] 半夏一升（9g），茯苓三两（9g），生姜半斤（10g）。

[附方] 茯苓甘草汤，本方去半夏，加桂枝。

肾着汤 湿伤腰肾

《金匮要略》

肾着[1]汤内用干姜，茯苓甘草白术襄。
伤湿身痛与腰冷，亦名甘姜苓术汤。
黄芪防己除姜茯，术甘姜枣共煎尝。
此治风水[2]与诸湿，身重汗出服之良。

---

[1] 肾着：病证名，可见体重，腰冷如冰等。
[2] 风水：水肿病的一种，机体受风邪侵袭，肺气失于宣降，不能通调水道，水湿停滞体内。

[组成] 甘草二两（6g），干姜四两（12g），茯苓四两（12g），白术二两（6g）。

[用法] 水煎服。

[附方] 防己黄芪汤，防己一两（12g），黄芪一两一分（15g），白术七钱半（9g），甘草半两（6g）。药研为细末，每次抄五钱匕（9g），加生姜四片，大枣一枚。水煎服。

舟车丸 燥实阳水[1]

《景岳全书》

舟车[2]牵牛及大黄，遂戟芫花又木香。
青皮橘皮加轻粉，燥实阳水却相当。

[组成] 黑牵牛炒四两（120g），大黄酒浸二两（60g），甘遂面裹煨、大戟面裹煨、芫花醋炒、青皮、炒橘皮各一两（各30g），木香五钱（15g），轻粉一钱（3g）。

[用法] 上药共研细末，水泛为丸，每次服五分（1.5g），早晨天明时用温开水送下，以大便下利三次为恰当。若不通利，第二天早晨再服，可渐渐加到一钱（3g），总以

---

[1] 阳水：水肿病的一种，发病急，水肿多由眼睑、头面而下，迅及全身，肿处皮肤绷急光亮，按之即起。
[2] 舟车：舟行水道，车走谷道。本方逐水之力极强，服后能使水热壅实之邪，从二便排出，如顺水之舟，下坡之车。

大便通畅下利为止。假使服后大便下利四五次，或服后下利致精神萎靡不振，可减到二三分（0.6或0.9g）。也可隔一日或几日服一次，到水肿水胀减轻为止。并忌盐酱百天。

疏凿饮子 阳水

《济生方》

疏凿[1]槟榔及商陆，苓皮大腹同椒目。
赤豆芫羌泻木通，煎益姜皮阳水服。

[组成] 槟榔、商陆、茯苓皮、大腹皮、椒目、赤小豆、秦艽、羌活、泽泻、木通各等分（各9g）。

[用法] 上药共研细末，每次服四钱（12g），加生姜皮水煎，去滓，温服。

实脾饮 虚寒阴水[2]

《济生方》

实脾苓术与木瓜，甘草木香大腹加。

---

[1] 疏凿：指本方犹如夏禹疏江凿河，使壅盛于表里之水湿迅速分消。
[2] 阴水：凡因脾肾阳虚，不能化水运湿而致的水肿，称为阴水。

草蔻附姜兼厚朴，虚寒阴水效堪夸。

[组成] 茯苓、白术、木瓜、木香、大腹皮、草豆蔻、炮附子、干姜、厚朴各一两（各30g），炙甘草五钱（15g）。

[用法] 上药共研粗末，每次用四钱（12g），加生姜五片，大枣一枚煎服。

五皮饮 脾虚肤肿[1]

《中藏经》

五皮饮用五般皮，陈茯姜桑大腹奇。
或用五加易桑白，脾虚肤胀此方司。

[组成] 陈皮、茯苓皮、生姜皮、桑白皮、大腹皮各等分（各9g）。

[用法] 上药共为粗末，每次用三钱（9g），水煎服。

[附方] 五皮饮《麻科活人全书》，上方去桑白皮，换五加皮而成。

---

[1] 肤肿：聚水而病，上下溢于皮肤。

羌活胜湿汤 湿气在表

《内外伤辨惑论》

羌活胜湿羌独芎,甘蔓藁本与防风。
湿气在表头腰重,发汗升阳有异功。
风能胜湿升能降,不与行水渗湿同。
若除独活芎蔓草,除湿升麻苍术充。

[组成] 羌活、独活各一钱(各6g),川芎、炙甘草、藁本、防风各五分(各3g),蔓荆子三分(2g)。

[用法] 水煎服。

[附方] 羌活除湿汤,本方除去独活、川芎、蔓荆子、甘草,加升麻、苍术而成。

大橘皮汤 水肿泄泻

《奇效良方》

大橘皮汤治湿热,五苓六一❶二方缀❷。
陈皮木香槟榔增,能消水肿及泻泄。

---

❶ 五苓六一:五苓散和六一散。
❷ 缀:即连结。

[组成]茯苓一钱半(4.5g),猪苓、泽泻、白术各一钱(各3g),官桂半钱(1.5g),滑石四钱(12g),甘草三分(1g),橘皮三钱(9g),木香、槟榔各一钱(各3g)。

[用法]上药,加生姜五片,水煎服。

茵陈蒿汤 黄疸

《伤寒论》

茵陈蒿汤治疸黄,阴阳寒热细推详。
阳黄[1]大黄栀子入,阴黄[2]附子与干姜。
亦有不用茵陈者,仲景柏皮栀子汤。

[组成]茵陈六两(18g),栀子十四枚(9g),大黄二两(6g)。

[用法]水煎服。

[附方]栀子柏皮汤,栀子十五枚(9g),黄柏二两(6g),炙甘草一两(3g)。

---

[1] 阳黄:黄疸两大类型之一。多因湿热内蕴交蒸,热不得外越,湿不得下泄,熏蒸肝胆,胆热液泄,溢于肌肤所致。
[2] 阴黄:黄疸两大类型之一。多因寒湿内郁所致。症见皮肤黄色晦暗,伴有神疲身倦,手足不温,胃呆腹胀。

八正散 淋痛尿血

《太平惠民和剂局方》

八正[1]木通与车前，萹蓄大黄滑石研。
草梢瞿麦兼栀子，煎加灯草痛淋[2]蠲[3]。

[组成] 木通、车前子、萹蓄、大黄、滑石、甘草梢、瞿麦、栀子各一斤（各500g）。

[用法] 上药共研粗末，每次用二钱（6g），加灯心草同煎服。

萆薢分清饮 膏淋[4] 白浊[5]

《杨氏家藏方》

萆薢分清石菖蒲，草梢乌药益智俱。
或益茯苓盐煎服，通心固肾浊精驱。
缩泉益智同乌药，山药糊丸便数需。

---

[1] 八正：方由八味药组成，以泻膀胱之热，此为正治，故名八正散。
[2] 淋：茎中痛，排尿淋沥不宣。
[3] 蠲（juān）：免除。
[4] 膏淋：小便浑浊，或如米泔，或如膏脂。
[5] 白浊：小便白而浑浊。

[组成]川草薢、石菖蒲、乌药、益智仁各一两（各30g），甘草梢五钱（15g）。

[用法]上药共研粗末，每次用四钱（12g），加盐一捻煎服。

[附方]缩泉丸，益智仁、乌药各等分，研为细末，再用酒煮山药成糊，和成丸药，如梧桐子大，每次服七十粒，用盐酒或米汤送下。

当归拈痛汤 脚气[1] 疮疡

《兰室秘藏》

当归拈[2]痛羌防升，猪泽茵陈芩葛朋。
二术苦参知母草，疮疡湿热服皆应。

[组成]当归身、防风、猪苓、泽泻、知母、黄芩各三钱（各9g），羌活、茵陈、炙甘草各五钱（各15g），升麻、葛根、苍术、苦参、人参各二钱（各6g），白术一钱五分（4.5g）

[用法]上药共研粗末，每次服一两（30g），水煎服。

---

❶ 脚气：湿袭虚，病起于下，可见足胫肿重无力等症。
❷ 拈（niān）：用手指搓捏，指服用本方后疼痛顿时去掉。

五淋散 五淋[1]

《太平惠民和剂局方》

五淋散用草栀仁,归芍茯苓亦共珍。
气化原由阴以育,调行水道妙通神。

[组成] 生甘草、当归各五两(各150g),山栀子仁、赤芍药各二十两(各600g),赤茯苓六两(180g)。

[用法] 上药共研细末,每次服二钱(6g),水煎,空腹服。

三仁汤 湿温[2]

《温病条辨》

三仁杏蔻薏苡仁,朴夏白通滑竹伦。
水用甘澜[3]扬百遍,湿温初起法堪遵。

[组成] 杏仁五钱(15g),白蔻仁二钱(6g),生薏苡仁六钱(18g),厚朴二钱(6g),半夏五钱(10g),白

---

[1] 五淋:指五种淋证。即膏淋、气淋、血淋、石淋、劳淋。
[2] 湿温:素伤于湿,因时中暑,湿与热搏,即为湿温。
[3] 甘澜:甘澜水,又称"劳水"。用瓢将水扬起倒下百遍,水面上起无数泡沫,取泡沫水。此水质轻不助邪。

通草二钱（6g），飞滑石六钱（18g），竹叶二钱（6g）。

[用法]用甘澜水煎服。

甘露消毒丹 湿温时疫[1]

《温热经纬》

甘露消毒蔻藿香，茵陈滑石木通菖。
芩翘贝母射干薄，暑疫湿温为末尝。

[组成]白蔻仁、藿香、连翘、射干、薄荷各四两（各120g），绵茵陈十一两（330g），飞滑石十五两（450g），石菖蒲六两（180g），木通、川贝母各五两（各150g），淡黄芩十两（300g）。

[用法]上药生晒，共研细末，每次用开水调服三钱（9g）。

鸡鸣散 脚气

《证治准绳》

鸡鸣[2]散是绝奇方，苏叶茱萸桔梗姜。

---

[1] 时疫：具有季节性和流行性的特点的疾病。
[2] 鸡鸣：原书规定在五更鸡鸣时服药，故名。

瓜橘槟榔煎冷服,肿浮脚气效彰彰。

[组成] 苏叶三钱(9g),吴萸三钱(6g),桔梗、生姜各半两(各15g),木瓜、橘皮各一两(各30g),槟榔七枚(15g)。

[用法] 上药研成粗末,隔宿用水煎,安置床头,至次日五更鸡鸣时作二三次冷服(冬天可略温服)。

二妙丸 湿热骨酸

《丹溪心法》

二妙丸中苍柏煎,若云三妙膝须添。
痿痹❶足疾堪多服,湿热全除病自痊。

[组成] 黄柏、苍术各等分(各15g)(原书未著分量)。

[用法] 上药同炒,共研细末,姜汁泛丸,亦可做散剂、汤剂服。

[附方] 三妙丸,上方加川牛膝。

---

❶ 痿痹:肢体痿弱疼痛一类病证。

润燥之剂 共十九首

炙甘草汤 虚劳肺痿[1]

《伤寒论》

炙甘草汤参姜桂,麦冬生地火麻仁。

大枣阿胶加酒服,虚劳肺痿效如神。

[组成] 炙甘草四两（12g）,人参二两（6g）,生姜三两（9g）,桂枝三两（9g）,麦冬半升（10g）,生地黄一斤（30g）,大麻仁半升（10g）,大枣三十枚（5~10枚）,阿胶二两（6g）。

[用法] 上药用清酒和水先煎煮,去滓取汁,内放阿胶烊化消尽服。

---

[1] 虚劳肺痿：指因虚损劳伤而致阴虚肺伤,肺叶枯萎的慢性虚弱疾患。

滋燥养营汤 血虚风燥

《赤水玄珠》

滋燥养荣两地黄,芩甘归芍及芫防。
爪枯肤燥兼风秘❶,火燥金伤血液伤。

[组成] 生地黄、熟地黄、酒炒黄芩、当归、炒芍药、秦艽各一钱(各3g),甘草、防风各五分(各1.5g)。

[用法] 水煎服。

活血润燥生津饮 内燥血枯

《医方集解》引丹溪方

活血润燥生津饮,二冬熟地兼瓜蒌。
桃仁红花及归芍,利秘通幽❷善泽枯。

[组成] 天冬、麦冬、瓜蒌各八分(各2.5g),熟地黄、当归、白芍各一钱(各3g),桃仁、红花各五分(各1.5g)。

[用法] 水煎服。

---

❶ 风秘:风邪传于大肠,致大肠津液干燥,排便艰难。
❷ 幽:指幽门,胃之下口。

韭汁牛乳饮 反胃❶ 噎膈❷

《丹溪心法》

韭汁牛乳反胃滋,养营散瘀润肠奇。
五汁安中姜梨藕,三般加入用随宜。

[组成] 韭菜汁、牛乳各等分。

[用法] 上二汁相合,时时小口地喝。有瘀阻者,加入姜汁。

[附方] 五汁安中饮,本方再加姜汁、梨汁、藕汁而成。

润肠丸 风秘血秘❸

《脾胃论》

润肠丸用归尾羌,桃仁麻仁及大黄。
或加芄防皂角子,风秘血秘善通畅。

[组成] 当归尾、羌活、大黄各五钱(各 15g),桃仁、麻仁各一两(各 30g)。

[用法] 上药捣研极细末,用白蜜炼和做成丸药,如

---

❶ 反胃:有随食随吐,有朝食暮吐。
❷ 噎膈:痰浊阻于上消化道,或津伤血燥,食道失于濡润,饮食难下。
❸ 血秘:由亡血、血虚、津液不足而致大便秘结。

梧桐子大，每次服三五十丸，白开水送下。

[附方] 活血润燥丸，本方加防风、皂角子而成。

通幽汤 噎塞便秘

《脾胃论》

通幽汤中二地俱，桃仁红花归草濡[1]。
升麻升清以降浊，噎塞便秘此方需。
有加麻仁大黄者，当归润肠汤名殊。

[组成] 生地黄、熟地黄各五分（各1.5g），桃仁研、红花、当归身、炙甘草、升麻各一钱（各3g）。

[用法] 水煎服。

[附方] 当归润肠汤，本方即通幽汤加麻仁、大黄而成。

搜风顺气丸 风秘肠风

《太平圣惠方》

搜风顺气大黄蒸，郁李麻仁山药增。
防独车前及槟枳，菟丝牛膝山茱仍。

---

[1] 濡：此指濡养、滋润。

中风风秘及气秘❶，肠风下血总堪凭。

[组成] 大黄九蒸九晒五两（150g），郁李仁、火麻仁、山药、车前子、怀牛膝、山茱萸各二两（各60g），防风、独活、槟榔、炒枳壳、菟丝子各一两（各30g）。

[用法] 上药共研细末，和白蜜做成丸药，如梧桐子大，每次服二三十丸，清茶或温酒、米汤送下。

消渴方 胃热消渴❷

《丹溪心法》

消渴方中花粉连，藕汁地汁牛乳研。
或加姜蜜为膏服，泻火生津益血痊。

[组成] 天花粉末、黄连末、藕汁、生地黄汁、牛乳（原书未著剂量）。

[用法] 将上药调匀服，或再加入生姜汁、蜂蜜做成膏，噙化。

---

❶ 气秘：即因气滞或气虚所引起的便秘。
❷ 消渴：泛指以多饮、多食、多尿为主要症状的病证。

白茯苓丸 肾消[1]

《太平圣惠方》

白茯苓丸治肾消,花粉黄连草薢调。
二参熟地覆盆子,石斛蛇床膍胵[2]要。

[组成] 白茯苓、天花粉、黄连、萆薢、人参、玄参、熟地黄、覆盆子各一两(各30g),石斛、蛇床子各七钱五分(各22g),鸡膍胵(即鸡内金)三十具微炒。

[用法] 上药共研细末,和白蜜做成丸药,如梧桐子大,每服三十丸,用磁石煎汤送下。

猪肾荠苨汤 解毒治肾消

《备急千金要方》

猪肾荠苨[3]参茯神,知芩葛草石膏因。
磁石天花同黑豆,强中[4]消渴此方珍。

[组成] 猪肾一具、荠苨、石膏各三两(各9g)、人参、

---

❶ 肾消:即下消,多饮多尿,小便淋浊如膏。
❷ 膍(pí)胵(chī):鸟类的胃,此处指鸡内金。
❸ 荠苨(nǐ):甜桔梗,又名长叶沙参。
❹ 强中:指阴茎挺举。

茯神、知母、黄芩、葛根、甘草、磁石、天花粉各二两（各6g），黑大豆一升（30g）。

[用法] 水先煮猪肾、黑大豆取汁，用汁煎诸药。

地黄饮子 消渴烦躁

《易简方》

地黄饮子参芪草，二地二冬枇斛参。
泽泻枳实疏二腑❶，躁烦消渴血枯含。

[组成] 人参、黄芪、炙甘草、生地黄、熟地黄、天冬、麦冬、枇杷叶、石斛、泽泻、枳实各等分（各6g）。

[用法] 水煎服。

酥蜜膏酒 气乏声嘶

《千金要方》

酥❷蜜膏酒用饴糖，二汁百部及生姜。
杏枣补脾兼润肺，声嘶气急酒喝尝。

---

❶ 二腑：即指大肠和膀胱二腑。
❷ 酥：指牛奶羊奶乳所熬之油，有润燥调营的作用。

[组成] 酥、白蜜、饴糖、百部汁、生姜汁、杏仁研、枣肉各一升（各6g）。

[用法] 上药用微火缓缓煎熬如膏，每次用酒细细咽下一汤匙。

消燥汤 燥金受湿热之邪

《脾胃论》

清燥二术与黄芪，参苓连柏草陈皮。
猪泽升柴五味曲，麦冬归地痿❶方推。

[组成] 苍术一钱（3g），白术五分（1.5g），黄芪一钱五分（4.5g），人参、白茯苓、升麻各三分（各1g），黄连、黄柏、柴胡各一分（各0.3g），炙甘草、猪苓、神曲、麦冬、当归身、生地黄各二分（各0.6g），陈皮、泽泻各五分（各0.5g），五味子九粒（1g）。

[用法] 上药共研粗末，每次用五钱（15g），水煎服。

---

❶ 痿：四肢软弱无力。

沙参麦冬饮 秋燥伤肺

《温病条辨》

沙参麦冬饮豆桑,玉竹甘花共合方。
秋燥耗伤肺胃液,苔光干咳此堪尝。

[组成]沙参三钱(9g),生扁豆一钱五分(4.5g),冬桑叶一钱五分(4.5g),玉竹二钱(6g),生甘草一钱(3g),天花粉一钱五分(4.5g),麦冬三钱(9g)。

[用法]水煎服。

消燥救肺汤 滋燥清火

《医门法律》

清燥救肺参草杷,石膏胶杏麦芝麻。
经霜收下干桑叶,解郁滋干效可夸。

[组成]人参七分(2g),甘草一钱(3g),枇杷叶一片(3g),石膏二钱五分(7.5g),阿胶八分(3g),杏仁七分(2g),麦冬一钱二分(4g),黑芝麻一钱(3g),桑叶经霜者三钱(9g)。

[用法]水煎服。

琼玉膏 干咳

《医方集解》引申先生方

琼玉膏中生地黄,参苓白蜜炼膏尝。
肺枯干咳虚劳症,金水相滋[1]效倍彰。

[组成] 生地黄四斤(2000g),人参六两(180g),茯苓十二两(360g),白蜜二斤(1000g)。

[用法] 先将生地黄熬汁去渣,入白蜜炼稠,再将人参、茯苓研细末,与蜜和匀,装入磁罐封好,隔水煮成膏,每次用开水冲服二汤匙。

黄连阿胶鸡子黄汤 热伤少阴

《伤寒论》

黄连阿胶鸡子黄,芍药黄芩合自良。
更有驻车归醋用,连胶姜炭痢阴伤。

[组成] 黄连四两(12g),阿胶三两(9g),鸡子黄二枚,芍药二两(6g),黄芩二两(6g)。

---

[1] 金水相滋:金指肺,水指肾。根据五行学说,肺金和肾水是母子关系,两者在生理上互相滋生,又称"金水相生"。

[用法]先煎黄连、黄芩、芍药,去滓,放入阿胶烊化尽,再放鸡子黄,搅令相得。

[附方]驻车丸,黄连六两(180g),干姜二两(60g),当归、阿胶各三两(各90g)。用法:除阿胶外均研成细末,再用醋八合(适量)烊化阿胶,与药末和匀作丸,如大豆许,每服三十丸,米汤或温开水送下。

滋肾通关丸 癃闭[1]

《兰室秘藏》

滋肾通关桂柏知,溺癃不渴下焦医。
大补阴丸除肉桂,地龟猪髓合之宜。

[组成]肉桂五分(1.5g),黄柏酒炒、知母酒炒各一两(各30g)。

[用法]三药共研细末,水泛为丸,如梧桐子大,每服100丸,空腹白汤送下。

[附方]大补阴丸,知母四两(120g),黄柏四两(120g),熟地黄六两(180g),龟甲六两(180g),猪脊髓(适量)。用法:共研细末,猪脊髓蒸熟,炼蜜为丸,

---

[1] 癃(lóng)闭:小便不利,点滴而短少,病势较缓者称为"癃";以小便闭塞,点滴全无,病热较急者称为"闭"。

每次服70丸，空腹淡盐水送服。

增液汤 温热便秘[1]

《温病条辨》

增液汤中参地冬，鲜乌或入润肠通。
黄龙汤用大承气[2]，甘桔参归妙不同。

[组成] 玄参一两（30g），细生地黄八钱（24g），麦冬连心八钱（24g）。

[用法] 水煎服。

[附方] 黄龙汤，大黄（12g），芒硝（9g），厚朴（12g），芒硝（9g），甘草（3g），人参（6g），当归（9g）。用法：上药加生姜三片，大枣二枚，水煎，再入桔梗一撮煎，温服。

---

[1] 温热便秘：因温热邪气损伤津液，不能濡润大肠，无水舟停所致。
[2] 大承气：即指大承气汤。由大黄、芒硝、枳实、厚朴4味药组成。

泻火之剂 共三十四首

黄连解毒汤 三焦实热

《千金要方》

黄连解毒汤四味,黄柏黄芩栀子备。
躁狂大热呕不眠,吐衄[1]斑黄[2]均可使。
若云三黄石膏汤,再加麻黄及淡豉。
此为伤寒温毒盛,三焦表里相兼治。
栀子金花加大黄,润肠泻热真堪倚。

[组成] 黄连三两(3~9g),黄芩、黄柏各二两(各6g),栀子十四枚(9g)。

[用法] 水煎服。

[附方] 三黄石膏汤,黄连三两(10g),黄柏、黄芩、栀子各二两(6g),麻黄、淡豆豉一两(各3g),水煎服;

---

[1] 吐衄(nǜ):吐血。
[2] 斑黄:斑,即发斑;黄,即黄疸。

栀子金花丸，黄连三两（3~9g），黄柏、黄芩各二两（各6g），栀子十四枚（9g），大黄（3g），研细末做成水丸，每次服二钱（6g）。

附子泻心汤 伤寒痞满

《伤寒论》

附子泻心用三黄，寒加热药以维阳。
痞乃热邪寒药治，恶寒加附治相当。
大黄附子汤同意，温药下之妙异常。

[组成] 大黄二两（6g），黄连、黄芩、附子各一两（各3g）。

[用法] 水煎服，附子另煎。

[附方] 大黄附子汤，大黄三两（9g），附子二两（6g），细辛一两（3g），水煎服。

半夏泻心汤 误下虚痞

《伤寒论》

半夏泻心黄连芩，干姜甘草与人参。
大枣和之治虚痞，法在降阳而和阴。

[组成] 半夏三两（9g），黄连一两（3g），黄芩、干姜、炙甘草、人参各二两（各6g），大枣四枚（6g）。

[用法] 水煎服。

白虎汤 肺胃实热

《伤寒论》

白虎汤用石膏偎❶，知母甘草粳米陪。
亦有加入人参者，躁烦热渴舌生苔。

[组成] 石膏一斤（30g），知母六两（9g），炙甘草二两（3g），粳米六合（9g）。

[用法] 水煎服。

[附方] 白虎加人参汤，上方加人参；白虎加苍术汤，上方加苍术。

竹叶石膏汤 肺胃虚热

《伤寒论》

竹叶石膏汤人参，麦冬半夏竹叶灵。
甘草生姜兼粳米，暑烦热渴脉虚寻。

---

❶ 偎（wēi）：依靠。

[组成] 竹叶二把（15g），石膏一斤（30g），制半夏半升（9g），麦冬一升（15g），人参二两（5g），甘草二两（3g），粳米半升（15g）。

[用法] 水煎服。

升阳散火汤 火郁

《脾胃论》

升阳散火葛升柴，羌独防风参芍侪[1]。
生炙二草加姜枣，阳经火郁发之佳。

[组成] 葛根、升麻、羌活、独活、人参、白芍各五钱（各15g），柴胡八钱（24g），生甘草二钱（6g），炙甘草三钱（9g），防风二钱半（7.5g）。

[用法] 加生姜、大枣，水煎服。

凉膈散 膈上实热

《太平惠民和剂局方》

凉膈硝黄栀子翘，黄芩甘草薄荷饶。
竹叶蜜煎疗膈上，中焦燥实服之消。

---

[1] 侪（chái）：同辈。

[组成] 朴硝、大黄、炙甘草各二十两（各20g），黄芩、薄荷、栀子各十两（各10g），连翘四十两（40g）。

[用法] 加竹叶七片、白蜜少许，水煎服。

清心莲子饮 心火淋渴

《太平惠民和剂局方》

清心莲子石莲❶参，地骨柴胡赤茯苓。
芪草麦冬车前子，躁烦消渴及崩淋。

[组成] 石莲子、人参、赤茯苓、炙黄芪各七钱半（各22g），地骨皮、柴胡、炙甘草、麦冬、车前子各五钱（各15g）。

[用法] 水煎服。

清胃散 胃火牙痛

《兰室秘藏》

清胃散用升麻连，当归生地牡丹全。

---

❶ 石莲：即石莲子，又称甜石莲，为莲的老熟果实。呈卵圆形或椭圆形，两端略尖。表面灰棕色至黑棕色，平滑。果皮极坚硬，砸碎果皮后，可见椭圆形种子一粒，种皮红棕色，口尝味涩微甘。

或益石膏平胃热，口疮吐衄及牙宣。

[组成] 生地黄、当归身各三分（各6g），牡丹皮半钱（9g），黄连六分（6g），升麻一钱（9g）。

[用法] 水煎服。

泻黄散 胃热口疮

《小儿药证直诀》

泻黄甘草与防风，石膏栀子藿香充。
炒香蜜酒调和服，胃热口疮并见功。

[组成] 甘草三两（18g），防风四两（24g），石膏五钱（3g），栀子一钱（1g），藿香七钱（5g）。

[用法] 水煎服。

钱乙泻黄散 脾胃郁火

《证治准绳》

钱乙泻黄升防芷，芩夏石斛同甘枳。
亦治胃热及口疮，火郁发之斯为美。

[组成] 升麻、防风、白芷、黄芩、枳壳各一钱半（各

4.5g），半夏一钱（3g），石斛一钱二分（4g），甘草七分（2.1g）。

[用法] 加生姜三片，水煎服。

泻白散 肺火

《小儿药证直诀》

泻白桑皮地骨皮，甘草粳米四般宜。
参茯知芩皆可入，肺炎喘嗽此方施。

[组成] 桑白皮、地骨皮各一两（各30g），甘草一钱（3g），粳米三钱（9g）。
[用法] 水煎服。
[附方] 加减泻白散《医学发明》，本方加人参、茯苓、五味子、青皮、陈皮；加减泻白散《卫生宝鉴》，本方加知母、黄芩、桔梗、青皮、陈皮。

泻青丸 肝火

《小儿药证直诀》

泻青丸用龙胆栀，下行泻火大黄资。
羌防升上芎归润，火郁肝经用此宜。

[组成]龙胆草、山栀、大黄、羌活、防风、当归、川芎各等分。

[用法]为末,和蜜为丸,每服三钱(9g),小儿酌减,竹叶煎汤同砂糖化下;或水煎服。

龙胆泻肝汤 肝经湿热

《医宗金鉴》

龙胆泻肝栀芩柴,生地车前泽泻偕。
木通甘草当归合,肝经湿热力能排。

[组成]龙胆草酒炒、柴胡各一钱(各10g),泽泻(12g)、车前子炒(10g)、木通(10g)、生地黄酒炒(10g)、当归尾酒拌(10g)、栀子炒(10g)、黄芩酒炒(10g)、甘草(5g)各五分。

[用法]水煎服。

当归龙荟丸 肝火

《宣明论方》

当归龙荟用四黄,龙胆芦荟木麝香。
黑栀青黛姜汤下,一切肝火尽能攘。

［组成］当归、龙胆草、黄连、黄柏、黄芩、栀子各一两（各30g），大黄、芦荟、青黛各半两（各15g），木香一分（0.3g），磨香半钱（1.5g）。

［用法］共研细末，白蜜和丸如小豆大，每服二十丸（9g），生姜汤送下。

左金丸 肝火

《丹溪心法》

左金[1]茱连六一[2]丸，肝经火郁吐吞酸。
再加芍药名戊己，热泻热痢服之安。
连附六一治胃痛，寒因热用理一般。

［组成］黄连六两（180g），吴茱萸一两（30g）。

［用法］研细末，水泛成丸，每服五分至一钱（1.5～3g）；或水煎服。

［附方］戊己丸，黄连、吴茱萸、芍药各五两（各100g），研末为丸；连附六一汤，黄连六钱（18g），附子一钱（3g），加姜枣，水煎服。

---

[1] 左金：指据"实则泻其子"而制方，心火为肝木之子，黄连泻心火，则不刑肺金，金旺则能制木。
[2] 六一：指二药用量比例为6∶1。

导赤散 心、小肠火

《小儿药证直诀》

导赤生地与木通,草梢竹叶四般攻。
口糜淋痛小肠火,引热同归小便中。

[组成] 生地黄、木通、甘草梢各等分(各9g)。
[用法] 加竹叶适量,水煎服。

清骨散 骨蒸劳热

《证治准绳》

清骨散用银柴胡,胡连秦艽鳖甲符。
地骨青蒿知母草,骨蒸劳热保无虞❶。

[组成] 银柴胡一钱半(5g),胡黄连、秦艽、炙鳖甲、地骨皮、青蒿、知母各一钱(各3g),炙甘草五分(2g)。
[用法] 水煎服。

---

❶ 无虞(yú):无忧。

普济消毒饮 大头天行[1]

《东垣试效方》

普济消毒芩连鼠,玄参甘桔蓝根侣。
升柴马勃连翘陈,僵蚕薄荷为末咀[2]。
或加人参及大黄,大头天行力能御。

[组成] 黄芩、黄连各五钱（各15g）,玄参、甘草、陈皮各三钱（各9g）,板蓝根、马勃、连翘、薄荷、牛蒡子各一钱（各3g）,升麻、僵蚕各七分（各2g）,柴胡、桔梗各二钱（各6g）。

[用法] 水煎服。

清震汤 雷头风[3]

《素问病机气宜保命集》

清震汤治雷头风,升麻苍术两般充。
荷叶一枚升胃气,邪从上散不传中。

---

[1] 大头天行：一种以头面部红肿为特征的瘟疫。
[2] 咀（jǔ）：嚼。
[3] 雷头风：头面有疙瘩肿痛,此病起发甚快,有如雷霆的速度,故而病名称雷头风。

[组成] 升麻、苍术各五钱（各15g），全荷叶一个。

[用法] 水煎服。

桔梗汤 肺痈，咳吐脓血

《济生方》

桔梗汤中用防己，桑皮贝母瓜蒌子。
甘枳当归薏杏仁，黄芪百合姜煎此。
肺痈吐脓或咽干，便秘大黄可加使。

[组成] 桔梗、防己、桑白皮、贝母、瓜蒌子、枳壳、当归、薏苡仁各五分（各1.5g），黄芪七分（2.1g），杏仁、百合、甘草各三分（各1g）。

[用法] 加生姜五片，水煎服。

清咽太平丸 肺火咯血

《医方集解》

清咽太平薄荷芎，柿霜甘桔及防风。
犀角蜜丸治膈热，早间咯血颊常红。

[组成] 薄荷一两（30g），川芎、柿霜、甘草、防风、

犀角各二两（各60g），桔梗三两（90g）。

[用法] 共研细末，和白蜜为丸如弹子大，每服一丸。

消斑青黛饮 胃热发斑

《伤寒六书》

消斑青黛栀连犀，知母玄参生地齐。
石膏柴胡人参草，便实参去大黄跻❶。
姜枣煎加一匙醋，阳邪里实此方稽❷。

[组成] 青黛、栀子、黄连、犀角、知母、玄参、生地黄、石膏、柴胡、人参、甘草。

[用法] 加生姜一片，大枣二枚，水煎，加醋一匙服。

辛夷散 肺热鼻瘜❸

《济生方》

辛夷散里藁防风，白芷升麻与木通。
芎细甘草茶调服，鼻生息肉此方攻。

---

❶ 跻（jī）：登，上升。
❷ 稽（jī）：作凭据。
❸ 鼻瘜（xī）：鼻息肉。

[组成] 辛夷、藁本、防风、白芷、升麻、木通、川芎、细辛、甘草各等分。

[用法] 研细末，每服三钱（9g），清茶调下。

苍耳散 风热鼻渊[1]

《济生方》

苍耳散中用薄荷，辛夷白芷四般和。
葱茶调服疏肝肺，清升浊降鼻渊瘥。

[组成] 苍耳子二钱半（7.5g），薄荷叶、辛夷各半两（各15g），白芷一两（30g）。

[用法] 共研细末，每服二钱（6g），葱茶调服。

妙香散 惊悸梦遗

《太平惠民和剂局方》

妙香山药与参芪，甘桔二茯远志随。
少佐辰砂木香麝，惊悸郁结梦中遗。

[组成] 山药二两（60g），人参、黄芪、茯苓、茯神、

---

[1] 鼻渊：鼻窦炎。

远志各一两（各30g），甘草、辰砂（即朱砂，另研）各二钱（各6g），桔梗三钱（9g），木香二钱半（7.5g），麝香一钱（3g）。

[用法] 研极细末和匀，每服二钱（6g），酒送下。

絮雪丹 烦热发狂

《太平惠民和剂局方》

紫雪犀羚朱朴硝，硝磁寒水滑和膏。
丁沉木麝升玄草，更用赤金法亦超。

[组成] 石膏、寒水石、滑石、磁石各三斤（各114g），犀角屑、羚羊角屑各一斤（各45g），青木香、沉香各一斤（各15g），玄参、升麻各一斤（各48g），甘草八两（24g），丁香一两（3g），朴硝十斤（480g），硝石四升（96g），麝香一两二钱半（3.6g），朱砂三两（9g），黄金一百两（300g）。

[用法] 制成散剂，每服0.9～1.5g，日一至二次，冷开水调下。

至宝丹 神昏谵语

《太平惠民和剂局方》

至宝朱砂麝息香,雄黄犀角与牛黄。
金银二箔兼龙脑,琥珀还同玳瑁良。

[组成] 生乌犀角、生玳瑁、琥珀、朱砂、雄黄各一两(各30g),龙脑、麝香各一分(各0.3g),牛黄半两(15g),安息香一两半(45g),金箔(半入药末为衣)、银箔各五十张。

[用法] 研末,炼蜜为丸,每服一丸(3g),小儿减半,日一次,研碎开水和服。

万氏牛黄丸 邪入心包,神识昏迷

《痘疹世医心法》

万氏牛黄丸最精,芩连栀子郁砂并。
或加雄角珠冰麝,退热清心力更宏。

[组成] 牛黄二分五厘(10g),朱砂一钱五分(60g),生黄连五钱(200g),黄芩、山栀各三钱(各120g),郁金二钱(80g)。

[用法] 炼蜜为丸,蜡封,每服一丸,小儿酌减,研碎开水和服。

[附方] 安宫牛黄丸，牛黄、郁金、黄连、黄芩、山栀、朱砂、雄黄、犀角各一两，梅片、麝香各二钱五分，珍珠五钱，金箔，共为极细末，炼蜜为丸，金箔为衣，或不用，蜡护，每服一丸（3g），或鼻饲，小儿减半。

玉女煎 养液清胃

《景岳全书》

玉女煎中地膝兼，石膏知母麦冬全。
阴虚胃火牙疼效，去膝地生温热痊。

[组成] 熟地黄三五钱或一两（9～30g），麦冬二钱（6g），知母、牛膝各钱半（各4.5g）。

[用法] 水煎服。

清瘟败毒饮 时行瘟疫

《疫疹一得》

清瘟败毒地连芩，丹石栀甘竹叶寻。
犀角玄翘知芍桔，瘟邪泻毒亦滋阴。

[组成] 生石膏大剂六至八两（180～240g），中剂二至四两（60～120g），小剂八钱至一两二钱（24～36g），

小生地大剂六钱一两（18～30g），中剂三至五钱（9～15g），小剂二至四钱（6～12g），乌犀角大剂六至八钱（18～24g），中剂三至五钱（9～15g），小剂二至四钱（6～12g），真川连大剂四至六钱（12～18g），中剂二至四钱（6～12g），小剂一至一钱半（3～4.5g），栀子、桔梗、黄芩、知母、赤芍、玄参、连翘、甘草、牡丹皮、鲜竹叶各适量。

[用法] 先煮石膏数十沸，后下诸药，犀角磨汁和服。

化斑汤　温邪发斑

《温病条辨》

化斑汤用石膏元，粳米甘犀知母存。
或入银丹大青地，温邪斑毒治神昏。

[组成] 石膏一两（30g），知母四钱（12g），甘草、玄参各三钱（各9g），犀角二钱（6g），粳米五钱（15g）。

[用法] 水煎服。

神犀丹　谵语发斑

《温热经纬》

神犀丹内用犀芩，元参菖蒲生地群。

豉粉银翘蓝紫草,温邪暑疫有奇勋。

[组成]犀角（磨汁）、石菖蒲、黄芩各六两（各180g），鲜生地黄（绞汁）一斤（480g），金汁、连翘各十两（各300g），板蓝根九两（270g），豆豉八两（240g），玄参七两（210g），天花粉、紫草各四两（各120g）。

[用法]各研细，用犀角汁、生地黄汁和捣为丸，每丸三钱（9g），日二丸，小儿减半，凉开水化服。

青蒿鳖甲汤 养阴透热

《温病条辨》

青蒿鳖甲知地丹，阴分伏热此方攀。
夜热早凉无汗者，从里达表服之安。

[组成]青蒿、知母各二钱（各6g），鳖甲五钱（15g），生地黄四钱（12g），牡丹皮三钱（9g）。

[用法]水煎服。

除痰之剂 共十九首

二陈汤 一切痰饮

《太平惠民和剂局方》

二陈汤用半夏陈,益以茯苓甘草成。
利气调中兼去湿,一切痰饮此为珍。
导痰汤内加星枳,顽痰胶固力能驯。
若加竹茹与枳实,汤名温胆可宁神。
润下丸仅陈皮草,利气祛痰妙绝伦。

[组成] 半夏、橘红各五两(各 15g),白茯苓三两(9g),炙甘草一两半(5g)。

[用法] 加生姜 3g,乌梅一个,水煎服。

[附方] 导痰汤,本方加胆星、枳实;温胆汤,本方加竹茹、枳实;润下丸,陈皮、炙甘草研末制丸。

涤痰汤 中风痰证

《济生方》

涤痰汤用半夏星，甘草橘红参茯苓。
竹茹菖蒲兼枳实，痰迷舌强服之醒。

[组成] 姜制半、夏胆星各二钱半（各8g），橘红、枳实、茯苓各二钱（各6g），人参、石菖蒲各一钱（各3g），竹茹七分（2g），甘草五分（2g）。

[用法] 加姜、枣，水煎服。

青州白丸子 风痰惊痰

《太平惠民和剂局方》

青州白丸星夏并，白附川乌俱用生。
晒露糊丸姜薄引，风痰瘫痪小儿惊。

[组成] 生天南星三两（9g），生半夏七两（210g），生白附子二两（60g），生川乌半两（15g）。

[用法] 研极细末，盛绢袋中，用井水摆出粉，手搓以尽为度，将药置瓷盆中，日晒夜露，每日换清水搅之，春五日，夏三日，秋七日，冬十日，晒干，糯米糊丸如绿豆大。初服五丸，加至十五丸，姜汤下。瘫痪每服

二十九,温酒下。小儿惊风每服二三丸,薄荷汤下。

清气化痰丸 顺气行痰

《医方考》

清气化痰星夏橘,杏仁枳实瓜蒌实。
芩苓姜汁为糊丸,气顺火消痰自失。

[组成]胆南星、半夏各一两半(各4.5g),瓜蒌仁、陈皮、黄芩、杏仁、枳实、茯苓各一两(各30g)。

[用法]水煎服。

顺气消食化痰丸 酒食生痰

《瑞竹堂》

顺气消食化痰丸,青陈星夏脓苏攒。
曲麦山楂葛杏附,蒸饼为糊姜汁抟。

[组成]胆星、半夏各一斤(各480g),青皮、陈皮、生莱菔子、炒苏子、炒神曲、炒麦芽、炒山楂、杏仁、制香附各一两(各30g)。

[用法]研细末,用姜汁和蒸饼煮糊成丸如梧桐子大,每服三钱(9g)。

礞石滚痰丸 顽痰怪病

《泰定养生主论》

滚痰丸用青礞石，大黄黄芩沉水香。
百病多因痰作祟，顽痰怪症力能匡。

[组成] 大黄、黄芩各八两（各240g），礞石、焰硝各一两（各30g），沉香半两（15g）。

[用法] 水泛小丸服；或水煎服。

金沸草散 咳嗽多痰

《类证活人书》

金沸草散前胡辛，半夏荆甘赤茯因。
煎加姜枣除痰嗽，肺感风寒头目颦[1]。
局方不用细辛茯，加入麻黄赤芍均。

[组成] 旋覆花（即金沸草的花）、前胡、细辛各一钱（各3g），荆芥一钱半（4.5g），半夏五分（1.5g），炙甘草三分（1g），赤茯苓六分（2g）。

[用法] 加生姜五片，大枣一枚，水煎服。

---

[1] 颦（pín）：皱眉，忧愁。

[附方]《局方》金沸草散，上方去细辛、赤茯苓，加麻黄、赤芍药。

半夏天麻白术汤 痰厥头痛

《脾胃论》

半夏天麻白术汤，参芪橘柏及干姜。
苓泻麦芽苍术曲，太阴痰厥头痛良。

[组成] 半夏、麦芽、陈皮各一钱半（各4.5g），白术炒神曲各一钱（各3g），天麻、苍术、人参、黄芪、白茯苓、泽泻各五分（各1.5g），黄柏、干姜各二分（各1g）。

[用法] 水煎服。

常山饮 痰疟

《太平惠民和剂局方》

常山饮中知贝取，乌梅草果槟榔聚。
姜枣酒水煎露之，劫痰截疟功堪诩[1]。

[组成] 常山二钱（6g），知母、贝母、草果、槟榔各

---

[1] 诩（xǔ）：赞许。

一钱（各3g），乌梅二个，生姜三片，大枣一枚。

[用法] 水酒各半煎，露一宿，空腹服。

截疟七宝饮 劫痰截疟

《易简方》

截疟七宝常山果，槟榔朴草青陈伙。
水酒合煎露一宵，阳经实疟服之妥。

[组成] 常山一钱（3g），草果、槟榔、厚朴、炙甘草、青皮、陈皮各五分（各1.5g）。

[用法] 水酒各半煎，露一宿，空腹服。

三子养亲汤 痰火咳嗽

《韩氏医通》

三子养亲痰火方，芥苏莱菔共煎汤。
外台别有茯苓饮，参术陈姜枳实尝。

[组成] 白芥子（6g），苏子（9g），莱菔子（9g），各一钱。

[用法] 三药捣碎，酌量包煎，频服。

[附方]《外台》茯苓饮，茯苓、人参（或党参）、白术、陈皮、生姜各三钱（各9g），枳实二钱（6g），水煎服。

指迷茯苓丸 停痰伏饮

《全生指迷方》

指迷茯苓丸最精,风化芒硝枳半并。
臂痛难移脾气阻,停痰伏饮有嘉名。

[组成] 半夏四两(120g),茯苓二两(60g),枳壳一两(30g),风化朴硝半两(15g)。

[用法] 为末,姜汁糊丸,姜汤或温开水送下。

紫金锭 祛痰辟秽

《片玉心书》

紫金锭用麝朱雄,慈戟千金五倍同。
太乙玉枢[1]名又别,祛痰逐秽及惊风。

[组成] 山慈菇五倍子各三两(各90g),红大戟一两半(45g),千金子霜、雄黄、朱砂各一两(各30g),麝香三钱(9g)。

[用法] 为末,用糯米粉压制成锭,阴干,外用醋磨,调敷患处。

---

❶ 太乙玉枢:本方又名"太乙玉枢丹"。

小陷胸汤 治小结胸

《伤寒论》

小陷胸汤连夏蒌,宽胸开结涤痰周。

邪深大陷胸汤治,甘遂硝黄一泻柔。

大陷胸丸加杏葶,项强柔痉[1]病能休。

[组成] 黄连一两(6g),半夏半升(12g),瓜蒌实一枚(30g)。

[用法] 水煎服。

[附方] 大陷胸汤,大黄、芒硝、甘遂;大陷胸丸,大黄、葶苈子、芒硝、杏仁、甘遂末、白蜜。

十枣汤 攻泻伏饮

《伤寒论》

十枣汤中遂戟花,强人[2]伏饮效堪夸。

控涎丹用遂戟芥,萃苈大枣亦可嘉。

[组成] 大枣十枚、甘遂、大戟、芫花各等分。

[用法] 每次以枣汤调服药粉。

[附方] 控涎丹,甘遂、大戟、白芥子各等分,研末,

---

[1] 柔痉:症见口噤,角弓反张,抽搐。发热有汗为柔痉,发热恶汗为刚痉。
[2] 强人:素体强壮之人。

糊丸如梧桐子大，每服五至十九，临卧姜汤送下；葶苈大枣泻肺汤，葶苈子捣丸如弹子大，大枣十二枚，先煮大枣，去枣，入葶苈，水煎顿服。

千金苇茎汤 肺痈

《千金要方》

千金苇茎生薏仁，瓜瓣桃仁四味邻。
吐咳肺痈痰秽浊，凉营清气自生津。

［组成］苇茎（可芦根代）二升（30g），薏苡仁半升（30g），瓜瓣（即甜瓜子，可冬瓜子代）半升（24g），桃仁三十枚（9g）。

［用法］水煎服。

苓桂术甘汤 痰饮和剂

《伤寒论》

苓桂术甘痰饮尝，和之温药四般良。
雪羹定痛化痰热，海蜇荸荠共合方。

［组成］茯苓四两（12g），桂枝三两（9g），白术、炙甘草各二两（各6g）。

［用法］水煎服。

［附方］雪羹汤《绛雪园古方选注》荸荠四个,水煎服。

金水六君煎 肾水成痰

《景岳全书》

金水六君用二陈,再加熟地与归身。
别称神术丸苍术,大枣芝麻停饮珍。

［组成］当归、半夏、茯苓各二钱（各6g）,熟地黄二至五钱（6～15g）,陈皮一钱半（4.5g）,炙甘草一钱（3g）。

［用法］加生姜三至七片,水煎空腹服。

［附方］神术丸,苍术、芝麻、大枣制丸。

止嗽散 祛痰止嗽

《医学心悟》

止嗽散中用白前,陈皮桔梗草荆添。
紫菀百部同蒸用,感冒咳嗽此方先。

［组成］桔梗、荆芥、紫菀、百部、白前各二斤（各960g）,甘草十二两（360g）,陈皮一斤（480g）。

［用法］共为末,每服6g,食后临卧服;或水煎服。

收涩之剂 共十三首

金锁固精丸 梦遗滑精

《医方集解》

金锁固精芡莲须,龙骨蒺藜牡蛎需。
莲粉糊丸盐酒下,涩精秘[1]气滑遗无。

[组成] 沙苑、蒺藜、芡实、莲须各二两(各60g),龙骨、牡蛎各一两(3g)。

[用法] 莲子粉糊丸,每服9g,空腹淡盐汤下;或入莲子肉,水煎服。

茯菟丹 遗精消渴

《太平惠民和剂局方》

茯菟丹疗精滑脱,菟苓五味石莲末。

---

[1] 秘:固密。

酒煮山药为糊丸，亦治强中[1]及消渴。

[组成] 菟丝子十两（300g），五味子八两（240g），石莲肉各三两（各90g），山药六两（180g）。

[用法] 先酒浸菟丝子，余酒煮山药为糊，和余药末为丸，每服三钱（9g）。遗精用淡盐汤下，白浊用茯苓汤下，赤浊用灯心汤下，消渴及强中证用米汤下。

治浊固本丸 湿热精浊

《医学正传》引李杰垣方

治浊固本莲蕊须，砂仁连柏二苓俱。
益智半夏同甘草，清热利湿固兼驱。

[组成] 莲须、黄连、猪苓各二两（各60g），砂仁、黄柏、益智仁、半夏、茯苓各一两（各30g），炙甘草三两（9g）。

[用法] 为末，汤浸蒸饼和丸，梧桐子大，空腹温酒服下。

---

[1] 强中：指阴茎挺举。

诃子散 寒泻脱肛

《兰室秘藏》

诃子散用治寒泻,炮姜粟壳橘红也。
河间木香诃草连,仍用术芍煎汤下。
二者药异治略同,亦主脱肛便血者。

[组成] 煨诃子七分(2.1g),炮姜六分(1.8g),罂粟壳、橘红各五分(各1.5g)。

[附方] 河间诃子散,诃子、木香、甘草、黄连研末,用白术芍药汤调下。

桑螵蛸散 便数健忘

《本草衍义》

桑螵蛸散治便数,参苓龙骨同龟壳。
菖蒲远志及当归,补肾宁心健忘觉。

[组成] 桑螵蛸、远志、石菖蒲、龙骨、人参、茯神、当归、龟甲各一两(各3g)。

[用法] 为末,睡前党参汤调下;或水煎服。

真人养脏汤 虚寒脱肛久痢

《太平惠民和剂局方》

真人养脏诃粟壳,肉蔻当归桂木香。
术芍参甘为涩剂,脱肛久痢早煎尝。

[组成] 人参（6g）、当归（9g）、白术（12g）各六钱,肉豆蔻半两（12g）,肉桂（3g）、炙甘草（6g）各八钱、白芍一两六钱（25g）,木香一两四钱（9g）,诃子一两二钱（12g）,罂粟壳三两六钱（6g）。

[用法] 水煎服。

当归六黄汤 自汗盗汗

《兰室秘藏》

当归六黄治汗出,芪柏芩连生熟地。
泻火固表复滋阴,加麻黄根功更异。
或云此药太苦寒,胃弱气虚在所忌。

[组成] 当归、生地黄、熟地黄、黄柏、黄芩、黄连各等分,黄芪加倍。

[用法] 水煎服。

柏子仁丸 阴虚盗汗

《普济本事方》

柏子仁丸人参术,麦麸牡蛎麻黄根。
再加半夏五味子,阴虚盗汗枣丸吞。

[组成] 柏子仁二两（60g）,人参、白术、牡蛎、麻黄根、半夏、五味子各一两（各30g）,麦麸五钱（15g）。

[用法] 为末,枣肉和丸,空腹米汤送下。

牡蛎散 阳虚自汗

《太平惠民和剂局方》

阳虚自汗牡蛎散,黄芪浮麦麻黄根。
扑法芎藁牡蛎粉,或将龙骨牡蛎扪。

[组成] 黄芪、麻黄根、牡蛎各一两（各30g）。
[用法] 入小麦30g,水煎服。
[附方] 扑汗法,牡蛎、川芎、藁本各二钱半,糯米粉一两半,共研极细,盛绢袋中,扑周身;又法牡蛎、龙骨、糯米粉各等分,研极细末,扑周身。

桃花汤 少阴利属虚寒者

《伤寒论》

桃花汤用石脂宜,粳米干姜共用之。
为涩虚寒少阴利,热邪滞下切难施。

[组成] 赤石脂一斤(30g),干姜一两(9g),粳米一升(30g)。

[用法] 水煎服。

威喜丸 阳虚带浊

《太平惠民和剂局方》

威喜丸治血海寒,梦遗带浊服之安。
茯苓煮晒和黄蜡,每日空心嚼一丸。

[组成] 黄蜡、茯苓(用猪苓一分,同煮二十余沸,取出晒干,去猪苓)各四两(各120g)。

[用法] 以茯苓为末,熔黄蜡为丸,弹子大,空腹嚼下。

济生乌梅丸 治便血

《济生方》

济生乌梅与僵蚕,共末为丸好醋参。
便血淋漓颇难治,醋吞惟有此方堪。

[组成] 乌梅肉一两半(45g),僵蚕一两(30g)。

[用法] 共研细末,好醋糊丸,如梧桐子大,空腹醋汤送下。

封髓丹 梦遗失精

《奇效良方》

失精梦遗封髓丹,砂仁黄柏草和丸。
大封大固春常在,巧夺先天服自安。

[组成] 砂仁一两(30g),黄柏三两(90g),炙甘草七钱(21g)。

[用法] 共研细末,蜜和作丸,如梧桐子大,空腹淡盐汤送下。

杀虫之剂 共三首

乌梅丸 蛔厥

《伤寒论》

乌梅丸用细辛桂,人参附子椒姜继。
黄连黄柏及当归,温藏安蛔寒厥剂。

[组成] 乌梅三百枚(30g),细辛(6g)、附子(15g)、桂枝(12g)、人参(12g)、黄柏(12g)各六两,干姜十两(15g),黄连十六两(8g),当归(12g)、蜀椒(10g)各四两。

[用法] 乌梅用醋浸一宿,去核,和余药打匀,烘干或晒干,研末,加蜜制丸,空腹服;或水煎服。

化虫丸 肠胃诸虫

《太平惠民和剂局方》

化虫鹤虱及使君,槟榔芜荑苦楝群。

白矾胡粉糊丸服,肠胃诸虫永绝氛[1]。

[组成] 鹤虱、槟榔、苦楝根皮、胡粉(即铅粉)各一两(各30g),使君子、芜荑各五钱(各15g),白矾二钱半(7.5g)。

[用法] 共研细末,用酒煮面糊作丸服。

集效丸 杀虫

《三因极一病证方论》

集效姜附与槟黄,芜荑诃鹤木香当。
雄槟丸内白矾入,虫啮攻疼均可尝。

[组成] 大黄一两半(45g),干姜、附子、槟榔、芜荑、诃子肉、鹤虱、木香各七钱半(各21g)。

[用法] 蜜和作丸,食前乌梅汤送下。

[附方] 雄槟丸,雄黄、槟榔、白矾各等分,为末,饭和作丸服。

---

[1] 氛:此处指虫积肠胃的样子。

痈疡之剂 共十一首

真人活命饮 一切痈疽

《校注妇人良方》

真人活命金银花,防芷归陈草节加。
贝母天花兼乳没,穿山角刺酒煎嘉。
一切痈疽能溃散,溃后忌服用毋差。
大黄便实可加使,铁器酸物勿沾牙。

[组成] 白芷、贝母、防风、赤芍、归尾、甘草、节皂角刺、穿山甲、天花粉、乳香、没药各一钱(各3g),金银花、陈皮各三钱(各9g)。

[用法] 水煎服;或水酒各半煎服。

金银花酒 痈疽初起

《外科精义》

金银花酒加甘草,奇疡恶毒皆能保。

护膜须用蜡矾丸,二方均是疡科宝。

[组成] 鲜金银花五两(150g),甘草一两(30g)。

[用法] 水、酒各半煎,分三次服。

[附方] 蜡矾丸,黄蜡熔化,少冷,入白矾和丸,酒送下。

托里十补散 补里散表

《太平惠民和剂局方》

托里十补参芪芎,归桂白芷及防风。
甘桔厚朴酒调服,痈疡脉弱赖之充。

[组成] 黄芪、当归、人参各二钱(各6g),川芎、肉桂、白芷、防风、甘草、桔梗、厚朴各一钱(各3g)。

[用法] 为细末,热酒调服。

托里温中汤 寒疡内陷

《卫生宝鉴》

托里温中姜附羌,茴木丁沉共四香。
陈皮益智兼甘草,寒疡内陷呕泻良。

[组成] 炮姜、羌活各三钱(各9g),炮附子四钱

（12g），木香一钱半（4.5g），茴香、丁香、沉香、陈皮、益智仁、炙甘草各一钱（各3g）。

［用法］加生姜五片，水煎服。

托里定痛汤 内托止痛

《疡医大全》

托里定痛四物兼，乳香没药桂心添。
再加蜜炒罂粟壳，溃疡虚痛去如拈。

［组成］熟地黄、当归、白芍、川芎、乳香、没药、肉桂、罂粟壳各等分。

［用法］水煎服。

散肿溃坚汤 消坚散肿

《兰室秘藏》

散肿溃坚知柏连，花粉黄芩龙胆宣。
升柴翘葛兼甘桔，归芍棱莪昆布全。

［组成］黄芩八钱（24g），知母、黄柏、天花粉、龙胆草、桔梗、昆布各五钱（各15g），黄连一钱（3g），柴

胡四钱（12g），升麻、连翘、炙甘草、三棱、莪术各三钱（各9g），葛根、当归尾、芍药各二钱（各6g）。

[用法] 水煎服。

醒消丸 阳痈

《外科全生集》

醒消[1]乳没麝雄黄，专为大痈红肿尝。
每服三钱陈酒化，醉眠取汗是良方。

[组成] 乳香、没药各一两（各30g），雄黄五钱（15g），麝香一钱半（4.5g）。

[用法] 为末，黄米饭一两（30g），捣为丸，莱菔子大，陈酒送下。

小金丹 阴疽痰核

《外科全生集》

小金专主治阴疽，鳖麝乌龙灵乳储。
墨炭胶香归没药，阴疮流注乳癌除。

---

[1] 醒消：用陈酒送药，以微醉为止，睡卧取汗，酒醒痈消，故名之。

[组成]白胶香、草乌、五灵脂、地龙、木鳖各一两五钱(各150g),乳香、没药、归身各七钱五分(各75g),麝香三钱(30g),墨炭一钱二分(12g)。

[用法]为细末,糯米粉打糊为丸,芡实大,陈酒送下,覆盖取汗。

梅花点舌丹 疔疮发背

《外科全生集》

梅花点舌用三香,冰片硼珠朱二黄。
没药熊葶蟾血竭,一丸酒化此方良。

[组成]熊胆、冰片、雄黄、硼砂、血竭、葶苈子、沉香、乳香、没药各一钱(各3g),珍珠三钱(9g),牛黄、麝香、蟾酥、朱砂各二钱(各6g)。

[用法]蟾酥用人乳化开,余药为细末,药汁为丸,绿豆大,金箔为衣,每服一丸,入葱白打碎,陈酒送服;或用醋化开外敷。

保安万灵丹 阴疽鹤膝风

《外科正宗》

万灵归术与三乌,辛草荆防芎活俱。

天斛雄麻全蝎共，阴疽鹤膝湿痹须。

[组成] 苍术八两（240g），麻黄、羌活、荆芥、防风、细辛、天麻、全蝎、川乌、草乌、石斛、生首乌、朱砂、当归、川芎、甘草各一两（各30g），雄黄六两（180g）。

[用法] 为细末，炼蜜为丸，弹子大，朱砂六钱（18g）为衣，每服一丸。

阳和汤 一切阴疽

《外科全生集》

阳和汤法解寒凝，外症虚寒色属阴。
熟地鹿胶姜炭桂，麻黄白芥草相承。

[组成] 熟地黄一两（30g），鹿角胶三钱（9g），白芥子二钱（6g），肉桂、生甘草各一钱（各3g），炮姜炭、麻黄各五分（各2g）。

[用法] 水煎服。

经产之剂 共二十五首

妊娠六合汤 妊娠伤寒

《医垒元戎》

海藏妊娠六合[1]汤，四物为君妙义长。
伤寒表虚地骨桂，表实细辛兼麻黄。
少阳柴胡黄芩入，阳明石膏知母藏。
小便不利加苓泻，不眠黄芩栀子良。
风湿防风与苍术，温毒发斑升翘长。
胎动血漏名胶艾，虚痞朴实颇相当。
脉沉寒厥亦桂附，便秘蓄血桃仁黄。
安胎养血先为主，余因各症细参详。
后人法此治经水，过多过少别温凉。
温六合汤加芩术，色黑后期连附商。
热六合汤栀连益，寒六合汤加附姜。

---

[1] 六合：本组方均以四物汤为主，根据六经辨证分别加入两味适当的药，故称六合。

气六合汤加陈朴,风六合汤加芄羌。

此皆经产通用剂,说与时师好审量。

[组成] 熟地黄、白芍、当归、川芎各一两（各30g）。

(1) 表虚六合汤:加桂枝、地骨皮各七钱（各21g）。

(2) 表实六合汤:加麻黄、细辛各半两（各15g）。

(3) 柴胡六合汤:加柴胡、黄芩各七钱（各21g）。

(4) 石膏六合汤:加石膏、知母各半两（各15g）。

(5) 茯苓六合汤:加茯苓、泽泻各半两（各15g）。

(6) 栀子六合汤:加栀子、黄芩各半两（各15g）。

(7) 风湿六合汤:加防风、制苍术各七钱（各21g）。

(8) 升麻六合汤:加升麻、连翘各半两（各15g）。

(9) 胶艾六合汤:加阿胶、艾叶各半两（各15g）。

(10) 朴实六合汤:加厚朴、炒枳实各半两（各15g）。

(11) 附子六合汤:加炮附子、肉桂各半两（各15g）。

(12) 大黄六合汤:加大黄半两（15g),桃仁十个（5g）。

[用法] 水煎服。

[附方] 温六合汤,四物汤加黄芩、白术;连附六合汤,四物汤加黄连、香附;热六合汤,四物汤加黄连、栀子;寒六合汤,四物汤加炮姜、附子;气六合汤,四物汤加陈皮、厚朴;风六合汤,四物汤加秦艽、羌活。

胶艾汤 胎动漏血

《金匮要略》

胶艾汤中四物先,阿胶艾叶甘草全。
妇人良方单胶艾,胎动血漏腹痛全。
胶艾四物加香附,方名妇宝调经专。

[组成] 川芎、甘草各二两(各6g),阿胶二两(9g),艾叶、当归各三两(各9g),芍药、生地黄各四两(各12g)。

[用法] 水(酒)煎去滓,入阿胶烊化,温服。

[附方]《妇人良方》胶艾汤,阿胶(蛤粉炒)五钱(15g)炖化,艾叶五分(1.5g)煎汤冲服;妇宝丹,四物汤加阿胶、艾草、香附(分别用童便、盐水、酒、醋各浸三日炒)。

当归散 养血安胎

《金匮要略》

当归散益妇人妊,术芍芎归及子芩。
安胎养血宜常服,产后胎前功效深。

[组成] 当归、黄芩、芍药、川芎各一斤(各480g),白术半斤(240g)。

[用法] 研细末，用酒调服。

黑神散 消瘀下胎

《太平惠民和剂局方》

黑神散中熟地黄，归芍甘草桂炮姜。
蒲黄黑豆童便酒，消瘀下胎痛逆❶忘。

[组成] 熟地黄、归尾、赤芍、蒲黄、肉桂、干姜、炙甘草各四两（各120g），黑豆半升（15g）。

[用法] 为散，温酒调下。原方用酒和童便各半盏同煎后调服。

清魂散 产后昏晕

《济生方》

清魂散用泽兰叶，人参甘草川芎协。
荆芥理血兼祛风，产中昏晕神魂贴❷。

[组成] 泽兰叶、人参各一钱（各3g），炙甘草各三分（1g，一方无甘草），川芎五分（3g），荆芥三钱（9g）。

---

❶ 逆：此处与痛互意，即疼痛。
❷ 神魂贴：用于安神定魂的迷信符咒，此处喻本方疗效灵验。

[用法]为末,温酒热汤各半盏调服。同时可用醋喷在炭火上,取烟熏鼻。

羚羊角散 子痫[1]

《本事方》

羚羊角散杏薏仁,防独芎归又茯神。
酸枣木香和甘草,子痫风中可回春。

[组成]羚羊角一钱(3g),独活、防风、川芎、当归炒酸枣仁、茯神、杏仁、薏苡仁各五分(各1.5g),木香、甘草各二分半(各0.75g)。

[用法]加生姜五片,水煎服。

当归生姜羊肉汤 蓐劳[2]

《金匮要略》

当归生姜羊肉汤,产后腹痛蓐劳匡。
亦有加入参芪者,千金四物甘桂姜。

[组成]当归三两(9g),生姜五两(15g),羊肉一斤

---

❶ 子痫:凡妊娠口噤项强,手足挛搐,言语謇涩,痰涎壅盛,不省人事,名曰子痫。
❷ 蓐(rù)劳:产后虚弱,喘乏作,寒热状如疟,名曰蓐痨。

(48g)。

[用法] 水煎服。

[附方]《济生方》当归羊肉汤，本方加人参、黄芪；千金羊肉汤，干地黄、当归、芍药、生姜、川芎、甘草、肉桂。

达生散 易生易产

《丹溪心法》

达生紫苏大腹皮，参术甘陈归芍随。
再加葱叶黄杨脑，孕妇临盆先服之。
若将川芎易白术，紫苏饮子子悬宜。

[组成] 当归、芍药、人参、白术、陈皮、紫苏各一钱（各3g），炙甘草二钱（6g），大腹皮三钱（9g）。

[用法] 为粗末，加青葱五叶，黄杨脑子（即叶梢）七个，或加枳壳、砂仁，水煎服。

[附方] 紫苏饮，本方去川芎，加白术。

参术饮 妊娠转胞

《丹溪心法》

妊娠转胞参术饮，芎芍当归熟地黄。

炙草陈皮兼半夏，气升胎举自如常。

[组成] 当归、人参、白术、甘草、熟地黄、川芎、白芍、陈皮、半夏。

[用法] 加生姜，水煎服。

牡丹皮散 血瘕[1]

《妇人大全良方》

牡丹皮散延胡索，归尾桂心赤芍药。
牛膝棱莪酒水煎，气行瘀散血瘕削。

[组成] 牡丹皮、延胡索、当归尾、桂心各一两（各30g），牛膝、赤芍、莪术各二两（各60g），三棱一两半（45g）。

[用法] 为粗末，水酒各半煎服。

固经丸 经多崩漏

《医学入门》

固经丸用龟板君，黄柏樗皮香附群。

---

[1] 血瘕（jiǎ）：因瘀血聚积所生的有形肿块。

黄芩芍药酒丸服,漏下崩中色黑殷[1]。

[组成] 黄芩、白芍、龟甲各一两（各30g），椿根皮七钱（21g），黄柏三钱（9g），香附二钱半（7.5g）。

[用法] 为丸，食前温水送服；或水煎服。

柏子仁丸 血少经闭

《妇人大全良方》

柏子仁丸熟地黄，牛膝续断泽兰芳。
卷柏加之通血脉，经枯血少肾肝匡。

[组成] 柏子仁、牛膝、卷柏各五钱（各15g），泽兰、续断各二两（各60g），熟地黄一两（30g）。

[用法] 为细末，炼蜜为丸，梧桐子大，空腹米汤送下。

交加散 调和气血

《妇人大全良方》

交加散用姜地捣，二汁交拌各自炒。
姜不辛散地不寒，产后伏热此为宝。

---

[1] 殷（yān）：赤黑色。

[组成] 生姜十二两（360g），生地黄一升（30g）。

[用法] 各捣取汁，再将生姜汁拌生地黄渣，生地黄汁拌生姜渣，焙干研末，温酒调下。

天仙藤散 子气[1]

《妇人大全良方》

天仙藤散治子气，香附陈甘乌药继。
再入木瓜苏叶姜，足浮喘闷此方贵。

[组成] 炒天仙藤、炒香附、陈皮、炙甘草、乌药各等分。

[用法] 研末，加木瓜、苏叶、生姜各三片，水煎服。

白术散 子肿[2]

《全生指迷方》

白术散中用四皮，姜陈苓腹五般奇。
妊娠水湿肢浮胀，子肿病名此可医。

---

[1] 子气：妇女妊娠期中出现的自膝至足浮肿、小便频繁的病证。
[2] 子肿：妊娠中晚期，孕妇出现不同程度的四肢、面目肿胀。

[组成] 白术一钱 (3g)，生姜皮、陈皮、茯苓皮、大腹皮各五分 (1.5g)。

[用法] 研细末，米汤送下。

竹叶汤 子烦[1]

《证治准绳》

竹叶汤能治子烦，人参芩麦茯苓存。
有痰竹沥宜加入，胆怯闷烦自断根。

[组成] 人参五分 (1.5g)，麦冬一钱半 (4.5g)，茯苓、黄芩各一钱 (各3g)，淡竹叶十片 (6g)。

[用法] 水煎服。

紫菀汤 子嗽[2]

《妇人大全良方》

紫菀汤方治子嗽，天冬甘桔杏桑会。
更加蜂蜜竹茹煎，孕妇咳逆此为最。

---

[1] 子烦：妊娠期间，烦闷不安，郁郁不乐，或烦躁易怒。
[2] 子嗽：妊娠咳嗽。

[组成] 紫菀、天冬各一钱（各30g），桔梗五分（15g），炙甘草、杏仁、桑白皮各三分（各9g），淡竹茹二分（6g）。

[用法] 加蜂蜜，水煎服。

失笑散 血瘀痛

《太平惠民和剂局方》

失笑蒲黄及五灵，晕平痛止积无停。
山楂二两便糖入，独圣功同更守经。

[组成] 蒲黄、五灵脂各等分。
[用法] 共为细末，黄酒或醋冲服；或水煎服。
[附方] 独圣散，山楂水煎，加童便、砂糖服。

如圣散 止涩崩漏

《证治准绳》

如圣乌梅棕炭姜，三般皆煅漏崩良。
升阳举经姜栀芍，加入补中益气尝。

[用法] 乌梅、棕榈各一两（各30g），干姜一两半（45g）。
[用法] 煅成炭，研末，乌梅汤送下。
[附方] 升阳举经汤，黄芪、炙甘草、人参、陈皮、升麻、

柴胡、白术、当归、白芍、黑山栀、生姜、大枣。

生化汤 产后祛瘀

《傅青主女科》

生化汤宜产后尝,归芎桃草炮姜良。
倘因乳少猪蹄用,通草同煎亦妙方。

[组成] 当归八钱(25g),川芎三钱(9g),桃仁十四枚(6g),干姜、炙甘草各五分(各2g)。
[用法] 水煎服;或酌加黄酒适量同煎。
[附方] 猪蹄汤,猪蹄、通草水煎服。

保产无忧方 安胎保产催生

《傅青主女科》

保产无忧芎芍归,荆羌芪朴菟丝依。
枳甘贝母姜蕲艾,功效称奇莫浪❶讥。

[组成] 当归、川芎各一钱半(各4.5g),荆芥穗、炙黄芪各八分(各2.4g),艾叶、厚朴各七分(各2.1g),

---

❶ 浪:孟浪,有唐突、鲁莽之意。

枳壳六分（1.8g），菟丝子一钱四分（4.2g），川贝一钱（3g），白芍一钱二分（3.6g），羌活、甘草各五分（各1.5g）。

［用法］加生姜三片，水煎服。

泰山磐石饮 安胎保产

《景岳全书》

泰山磐石八珍全，去茯加芪芩断联。

再益砂仁及糯米，妇人胎动可安痊。

［组成］人参一钱（35g），黄芪一钱（15g），当归一钱（9g），川断、黄芩各一钱（各6g），白术二钱（9g），川芎八分（5g），芍药八分（6g），熟地黄八分（9g），砂仁、炙甘草各五分（各5g），糯米一撮（5g）。

［用法］水煎服。

抵当丸 蓄血

《伤寒论》

抵当丸用桃仁黄，水蛭虻虫共合方。

蓄血胞宫少腹痛，破坚非此莫相当。

[组成] 桃仁二十五个（12g），大黄三两（9g），水蛭二十枚（9g），虻虫二十个（9g）。

[用法] 共为细末，炼蜜为丸。

安胎饮子 预防小产

安胎饮子建莲先，青苎还同糯米煎。
神造汤中须蟹爪，阿胶生草保安全。

[组成] 莲子肉、青苎、麻根（包）、糯米各三钱（各9g）。

[用法] 水煎，去苎麻根，每早连汤服一次。

[附方] 神造汤，蟹爪、生甘草、阿胶各三两。

固冲汤 血崩

《医学衷中参西录》

固冲汤中芪术龙，牡蛎海蛸五倍同。
茜草山萸棕炭芍，益气止血治血崩。

[组成] 白术一两（30g），生黄芪六钱（18g），龙骨、牡蛎、山萸肉各八钱（各24g），生五倍子末五分（1.5g）。

[用法] 水煎服。

便用杂方 共五首

望梅丸 生津止渴

《医方集解》

望梅丸用盐梅肉，苏叶薄荷与柿霜。
茶末麦冬糖共捣，旅行赉❶服胜琼浆。

[组成] 盐制梅肉四两（120g），紫苏叶五钱（15g），薄荷叶、柿饼霜、细茶叶、麦冬各一两（各30g）。

[用法] 共研极细末，加白糖四两（120g），共捣作丸如芡实大。每用一丸，含口中。

骨灰固齿散 固齿

骨灰固齿猪羊骨，腊月腌成煅碾之。

---

❶ 赉（lài）：此处作赠送讲。

168

骨能补骨咸补肾,坚牙健啖[1]老尤奇。

[组成] 腊月腌制的猪骨或羊骨。

[用法] 火煅,研极细末,每晨用牙刷蘸药末擦牙。

软脚散 远行健足

软脚散中芎芷防,细辛四味碾如霜。
轻撒鞋中行远道,足无箴疱[2]汗皆香。

[组成] 川芎、细辛各二钱半(各7.5g),白芷、防风各五钱(各15g)。

[用法] 共研极细末,撒少许于鞋袜内。

抱龙丸 化痰镇惊

《卫生宝鉴》

抱龙星麝竺雄黄,加入辰砂痰热尝。
琥珀抱龙星草枳,苓淮参竺箔朱香。
牛黄抱龙星辰蝎,苓竺腰黄珀麝僵。

---

[1] 啖(dàn):吃。
[2] 箴(zhēn)疱:箴,疑同针,此处指针刺样感觉;疱,皮肤上长水疱样小疙瘩。箴疱即远行使足生水疱或茧子等。

明眼三方凭选择,急惊风发保平康。

[组成]胆南星四两(120g),麝香一钱(3g),天竺黄一两(30g),雄黄、辰砂各五钱(15g)。

[用法]各研细末,煮甘草膏和丸,如皂角子大,朱砂为衣。每服一丸,薄荷汤送下。

[附方]琥珀抱龙丸,琥珀、人参、天竺黄、茯苓、檀香、生甘草、枳壳、枳实、胆星、朱砂、淮山药研细末,金箔为衣,薄荷汤下;牛黄抱龙丸,牛黄、胆星、辰砂、全蝎、茯苓、天竺黄、腰黄(即好的雄黄)、琥珀、麝香、僵蚕。各研细末,将胆星烊化和药末为丸,金箔为衣,钩藤汤送下。

八珍糕 补虚健脾

八珍糕与小儿宜,参术苓陈豆薏依。
淮药芡莲糯粳米,健脾益胃又何疑。

[组成]党参三两(90g),白术二两(60g),茯苓、扁豆、薏苡仁、淮山药、芡实、莲子肉各六两(各180g),陈皮一两五钱(45g),糯米、粳米各五升(150g)。

[用法]共研细粉,加白糖十两(300g),蒸制成膏,开水冲调,或做茶点吃。